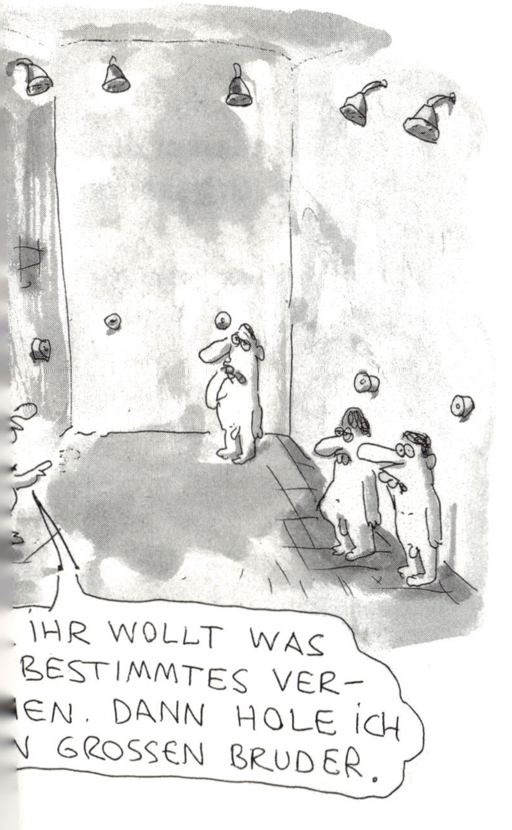
IHR WOLLT WAS BESTIMMTES VER- EN. DANN HOLE ICH GROSSEN BRUDER.
RATTELSCHNECK

Linu

illustr

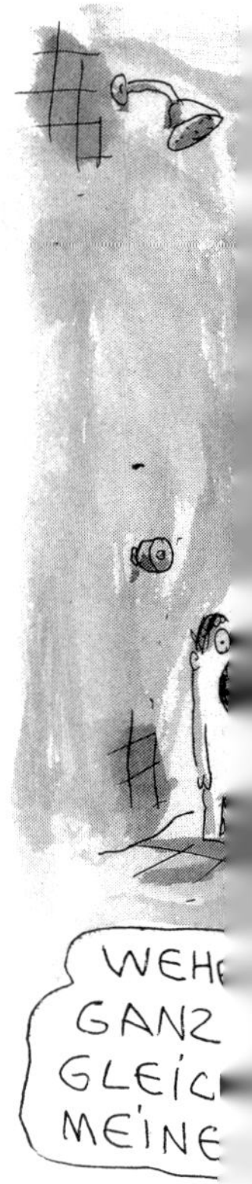

Eich

Mit dem Suppenlöffel haben sie mir den Rest gegeben!

»Du siehst aus wie Richard Gere«, sagte kürzlich ein Freund zu mir, »hast einen tollen Körper, eine Brille wie Woody Allen, die Frauen sind verrückt nach dir! Also was zum Teufel hast du gegen Sex?« »Ich will's dir erklären«, sagte ich: »1970 wurde ich zwölf, und ausgerechnet in diesem Augenblick erreichte die blöde sexuelle Revolution ihren Höhepunkt! Überall diese halben Bikinis auf den Titelblättern und Dr. Sommer, der uns im *Bravo* erklärte, dass wir uns unter der Vorhaut putzen müssen. Die Eltern schnappten über vor Toleranz und liessen amerikanische Sexhilfe-Bücher auf dem Nachttisch liegen, verstehst du?« »Irgendwie schon«, sagte mein Freund. »Eins davon hiess *Wege zum erfüllten Eheleben*«, sagte ich, »und da sah ich diese fotorealistischen

Bleistiftzeichnungen von Männern mit Pimmeln bis nach Peking! Es waren natürlich ganz normale Erektionen, aber mir kamen sie eben bis nach Peking vor. Mein Gott, ich spielte noch mit Lego!«

»Schon gut«, sagte mein Freund, »keine Panik.«

»Oh doch«, sagte ich, »ein Bub in Panik, denn er denkt, dass Gott ihm den mickrigsten Schwanz der Welt angehängt hat!« »Eine subjektive Empfindung«, sagte mein Freund. »Keineswegs, sondern pure Statistik«, sagte ich. »In *Wege zum erfüllten Eheleben* gab‘s nämlich ein Kapitel *Das männliche Glied*. Dort stand, dass dieses 14 bis 18 Zentimeter lang sein müsse. Ich legte mein Würmchen aufs Lineal, Resultat: lausige 5 Zentimeter! Katastrophe! Ich hatte Pilot werden wollen, aber mit einem so kurzen Ding, sagte ich mir damals, reicht es höchstens zum Pfarrer.« »Die meinten doch das steife Glied, die Latte, den Ständer, du Trottel!« sagte mein Freund. »Klar, aber das begriff ich erst mit fünfzehn, als ich das Buch noch einmal las, um herauszufinden, was man mit einer Freundin tun muss. Es war relativ viel, ich konnte es gar nicht alles im Kopf behalten, und dann kriegte ich auch noch Probleme mit meiner Ejakulationsmenge.« Mein Freund schwieg eine Weile, dann sagte er leise: »Weil man den Teelöffel nicht vollbekommt, stimmt's?« Endlich gab er zu, dass auch er in seiner Jugend von einem Sexhilfe-Buch der Siebzigerjahre tyrannisiert worden war: »Die schrieben, beim Mann komme ungefähr ein Teelöffel heraus« sagte er, »aber es war schwierig, den Löffel zu treffen, und sowieso war es bei mir immer zuwenig.« »Bei mir stand Suppenlöffel!« sagte ich. »Das tut mir leid«, sagte mein Freund, »die haben das bei deinem Buch wahrscheinlich aus dem Englischen falsch übersetzt, die meinten Teelöffel.« »Die Arschlöcher«, sagte ich. »Aber mit 18 Zentimetern bist du noch gut weggekommen«, sagte mein Freund, »in meinem stand 22, und zwar als Richtmass!« »Die blöden Hunde!« »Die Scheisskerle!«, sagte mein Freund. »Aber heute sind wir vierzig«, sagte er, »und lassen uns von niemandem mehr vorschreiben, wie gross unser Schwanz sein muss, ist doch toll, nicht?« »Super«, sagte ich, musste dann aber doch ans letzte Wochenende denken, als mein Freund und seine Frau zusammen mit meiner Frau und mir baden gingen, und obwohl er eine topenge Badehose trug, sah man vorne nur ein winziges Hügelchen, das kann meine Frau bezeugen.

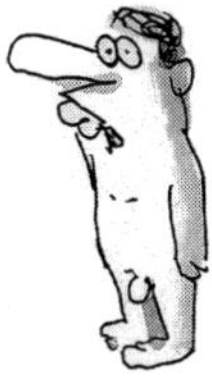

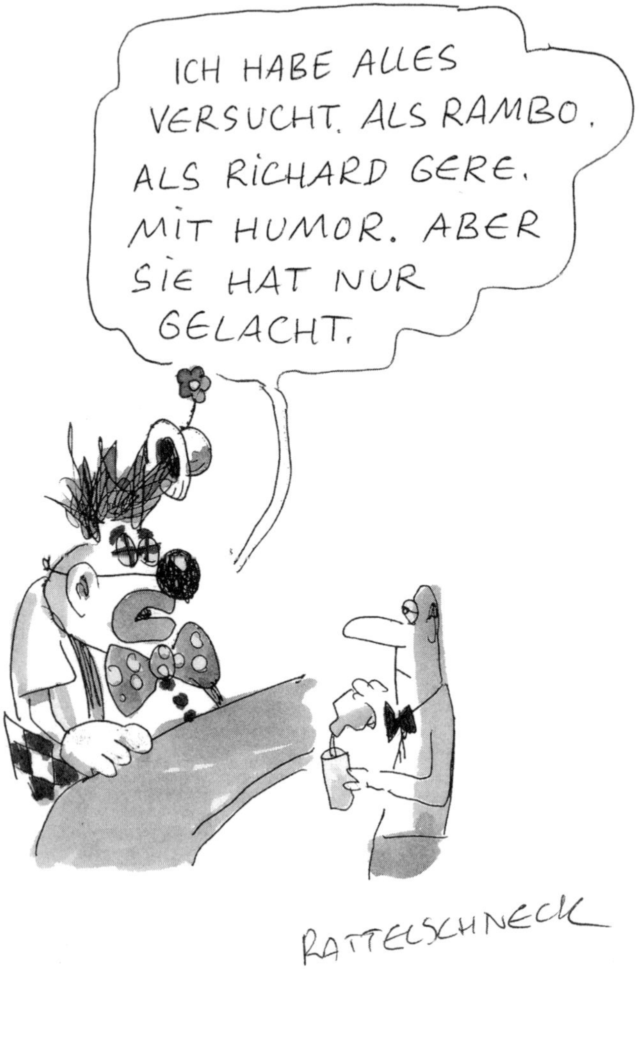
ICH HABE ALLES VERSUCHT. ALS RAMBO. ALS RICHARD GERE. MIT HUMOR. ABER SIE HAT NUR GELACHT.
RATTELSCHNECK

Ein Mann braucht ein Austernmesser

Gestern erzählte mir ein Freund, er habe an einem Wohltätigkeits-Ball zugunsten von Langzeitarbeitslosen den TV-Klimatologen Jörg Kachelmann getroffen. Der habe einen aussergewöhnlich nebligen Herbst prophezeit. Wenn das stimmt, werden schon bald zahllose einsame Menschen auf der Suche nach einem Geschlechtspartner sein. Das ruft nach Lebenshilfe, besonders für Männer, denn sie sind bei der Partnersuche naturgemäss im Nachteil. Ihre Körper sind oft stark behaart und wirken dadurch eine Spur zu schimpansenhaft. Ausserdem sind nicht nur ihre Gehirne grösser als die von Frauen, sondern auch ihre Schweissdrüsen. Insgesamt ergibt sich also eine ungünstige Ausgangslage. Als Mann sollten Sie sich, bevor Sie sich auf die Suche nach einer Part-

nerin begeben, zunächst durch autogenes Training fit machen, indem Sie vor dem Badezimmerspiegel fünfundzwanzigmal laut sagen: »Bei meinem Aussehen nützt der beste Charakter nichts, aber ich werde trotzdem jede herumkriegen!« Nehmen Sie dann einen Koffer, der gross genug ist, um ein kurzes Schwert darin zu verstauen. Gehen Sie in die Fischabteilung eines Delikatessengeschäfts. Kaufen Sie ein Austernmesser. Stecken Sie es sich in die Brusttasche ihrer Jacke. Ein Schwert finden Sie am ehesten in einem Antiquitätengeschäft; achten Sie aber darauf, dass es von der Länge her in Ihren Koffer passt und nicht zuviel kostet, denn Sie werden es nur einmal brauchen. Steigen Sie jetzt nach Büroschluss in ein Tram; es werden genügend Frauen dort sein. Suchen Sie sich eine aus. Zu der gehen Sie und sagen, natürlich auf englisch: »Hallo, ich bin Richard Gere. Wo kann man in dieser Stadt teure Austern essen?«
Wenn Sie die Richtige gewählt haben, wird sie

nach Luft schnappen und dann antworten: »Richard Gere? Mein Gott! Pretty Woman…» Nicken Sie vielsagend. Flüstern Sie ihr ins Ohr: »Du und ich, wir können zusammen Grosses erreichen.» Unweigerlich wird sie Sie in ein Restaurant führen, wo es Austern gibt. Bestellen Sie fünf Dutzend. Nehmen Sie, wenn der Kellner sie bringt, das Austernmesser aus Ihrer Jacke und rammen Sie es ihm in die Brust. Die Frau wird entsetzt aufspringen. Legen Sie jetzt sofort Ihre Hände auf ihre Schultern, sagen Sie mit Tränen in den Augen: »Ich habe es für dich getan, für unsere Kinder.» Küssen Sie sie auf den Mund, reissen Sie dann aber sofort das Schwert aus Ihrem Koffer. Rufen Sie dem Geschäftsleiter, der sich einen Stuhl vor die Brust hält und, flankiert von seinen restlichen Kellnern, langsam auf Sie zukommt, entgegen: »Wer diese Frau berührt, wird mein Schwert schmecken!» Springen Sie auf den Tisch, hauen Sie die Speisekarte entzwei und dann, nach einem doppelten Salto, den Geschäftsleiter.

Schleudern Sie das Schwert den Kellnern entgegen, denn Sie brauchen jetzt beide Hände, um die Frau zu retten. Tragen Sie sie aus dem gefährlichen Lokal hinaus zum nächsten Taxi. Auf der Fahrt zu ihrer Wohnung werden Tränen über ihre Wangen fliessen; trocknen Sie diese mit Küssen, flüstern Sie: »Es ist vorbei, Liebste, deine Feinde sind tot.» Wenn das nicht wirkt, weiss ich auch nicht mehr weiter.

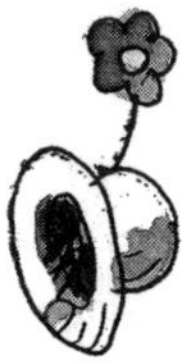

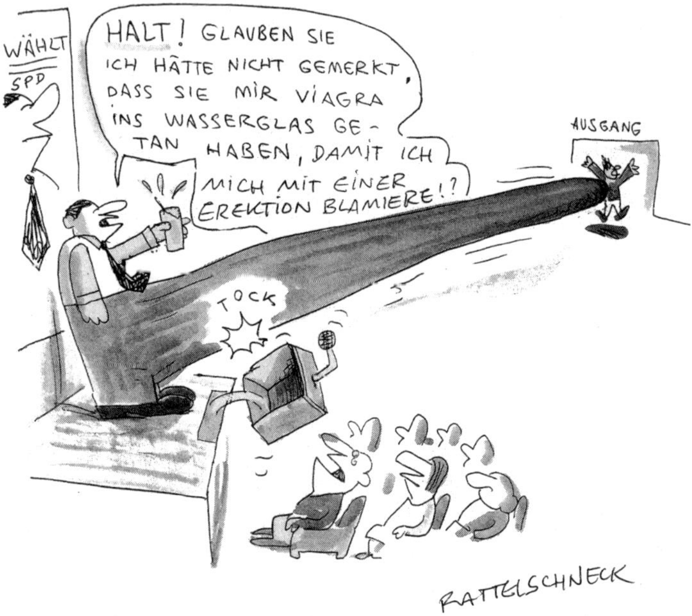
WÄHLT SPD
HALT! GLAUBEN SIE ICH HÄTTE NICHT GEMERKT, DASS SIE MIR VIAGRA INS WASSERGLAS GETAN HABEN, DAMIT ICH MICH MIT EINER EREKTION BLAMIERE!?
AUSGANG
TOCK
RATTELSCHNECK

Wofür haben wir eigentlich Geheimdienste?

Vom CIA bin ich ziemlich enttäuscht. Das hat natürlich eine Vorgeschichte. Meine Cousine ist in Amerika drüben mit einem Kevin verheiratet, der für den CIA arbeitet, zwar nur als Kantinen-Chef, aber Agent bleibt Agent. Vor einer Woche habe ich die beiden in Washington besucht, und irgendwie kamen wir auf Viagra, und ich fragte Kevin, was der CIA dagegen unternehme. Als Kantinen-Chef könne er das nicht beurteilen, sagte Kevin.

So kam es, dass ein kleiner Journalist einem Angestellten des mächtigsten Sicherheitsapparates der westlichen Welt erklären musste, was Viagra anrichten könnte, wenn es in die Hände von islamistischen Terroristen geriete. »Sie werden es natürlich nicht bei Clinton versuchen«, sagte ich zu

Kevin, »nein, ihr Ziel ist Vizepräsident Al Gore. Auf den müsst ihr aufpassen!« »Der isst aber nie in unserer Kantine«, sagte Kevin. »Ich rede auch nicht vom Essen«, sagte ich, »sondern von einem Attentat, einem Viagra-Anschlag, verstehst du?« Kevin kratzte sich am Kopf. Gütiger Gott, wenn diese CIA-Agenten nicht so begriffsstutzig wären, könnte Kennedy noch leben! »Also Schritt für Schritt«, sagte ich. »Stell dir vor: Ein Wohltätigkeits-Ball irgendwo in Washington. Al Gore wird eine Rede halten. Strengste Sicherheitskontrollen, aber es wird nur nach Waffen gesucht. Die Viagra-Pille, die ein als Sponsor verkleideter Araber in seinem Nasenloch versteckt hat, bleibt unentdeckt, so dass der Attentäter fröhlich an euch CIA-Leuten vorbeimarschiert, und zwar genau auf den Tisch von Al Gore zu. Kannst du mir folgen?« »Wir hatten mal einen Fall«, sagte Kevin langsam, »da spuckte ein Hilfskoch ins Spaghettiwasser, und als Kantinen-Chef musste ich...« »Genau«, sagte ich, »aber dieses Mal ist es Viagra, tausendmal wirksamer als Spucke. Plitsch!, schon ist die Pille in Gores Glas. Der islamistische Terrorist entfernt sich kichernd, Gore trinkt. Eine Viertelstunde später spürt der Vizepräsident, dass etwas nicht stimmt und breitet eine Serviette darüber aus, die aber bei einem Machtträger wie ihm bald mehr enthüllt als verbirgt, so dass er, als die Fernsehkameras näher kommen, sich das Tischtuch bis zum Hals zieht und den Reportern zuruft: ›Ein bisschen kalt hier drin, finden Sie nicht auch?‹ So leicht, Kevin, kann man die Weltmacht USA mit Viagra demütigen!« »Gore ist schon in Ordnung!« rief Kevin und stand auf. Ich stand auch auf. »Dann sorgt dafür«, rief ich, »dass er nicht eines Tages vor laufender Kamera mit einem Tischtuch um die Hüften zum Rednerpult kriechen muss!« »Ich bin in der Kantine tätig!« schrie Kevin. »Und natürlich wird Gore«, sagte ich ruhig, »eine unkonzentrierte Stotterrede halten, weil er kleine rote Kreise sieht, einen dicken Hals hat, also unter den viagratypischen Nebenwirkungen leidet. Womöglich schmiegt er sich sogar auf eine peinliche Art ans Rednerpult. Und das alles nur, weil ihr CIA-Leute den ganzen Tag in der Kantine herumhockt, fressenderweise!« »Gestern gab's T-Bone-Steak mit Folienkartoffeln«, sagte Kevin nachdenklich.

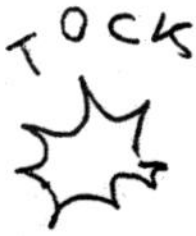
TOCK

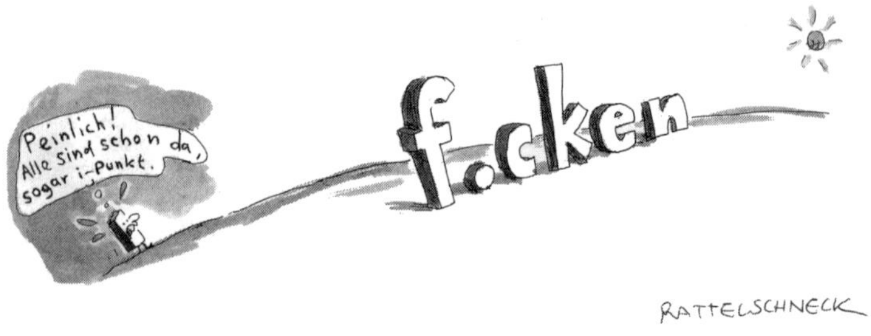
Peinlich! Alle sind schon da, sogar i-Punkt.
f.cken
RATTELSCHNECK

Viele Leute wissen das gar nicht!

Ich glaube, ich sollte jetzt auch einmal *ficken* schreiben, man steht unter einem gewissen Druck. »Was ist denn das für eine Sexkolumne«, schrieb mir Leser H. aus M., »in der kein einziges Mal *ficken* vorkommt! Hören Sie endlich auf, um den Brei herumzureden, oder ich kündige mein Abonnement!«

«Ficken»! Es tönt an sich nicht schlecht. Aber man darf den Leser mit einem solchen Wort nicht allein lassen; wer es schreibt, muss auch sagen, dass dessen Wurzel im lateinischen *vicare* liegt, das heisst stellvertreten. Wenn wir Vikar schreiben, meinen wir jemanden, der den Pfarrer vertritt, wenn dieser an einer Lungenentzündung erkrankt ist. Ursprünglich *vikarisierte* der Vikar, aber im vorreformatorischen Mittelalter machte das Wort eine bösartige Lautverschiebung durch. Es herrschte eine allgemeine Entrüstung über den liederlichen Klerus, so dass *vikarisieren* im Volksmund zu *fickarisieren* wurde. Aber Obacht! Wenn ein Bauer im Jahr 1516 seiner Frau in der Kirche zuzischte: «Schau ihn nicht an, den vermaledeiten Vikar, der will dich doch nur fickarisieren!», meinte er nicht das moderne *ficken* der Wohlstandsgesellschaft sondern die Unsitte der damaligen Vikare, Bauersfrauen um einen Krug Wasser zu bitten, wenn der Mann auf dem Feld war. Zum Trinken setzten sich die Vikare dann ans Kopfende des Tisches, um symbolisch den Platz des abwesenden Hausherrn einzunehmen. Zu mehr kam es in der Regel nicht. Das änderte sich dramatisch in den Wirren der Reformation. Viele Vikare wurden arbeitslos und verrohten. Hinter Ginsterbüschen versteckten sie sich, bis der Bauer auf seinem Karren nur noch ein Punkt am Horizont war. Dann stürzten sie sich auf die einsame Bäuerin und riefen: «Gib schnell Wasser, oder ich ficksier dich!» In dieser Verkürzung bekam das gemütliche *fickarisieren* den drohenden Unterton, der sich in die moderne Version hinübergerettet hat.

Vorgestern machte ich einen kleinen Test. «Wissen Sie eigentlich», fragte ich Intellektuelle, die begeistert aus dem Theaterstück *Shoppen & Ficken* kamen, «dass unser *ficken* eine Kurzform von *ficksieren* ist, die sich während der Französischen Revolution einbürgerte, als sich Hunderte von Vikaren in der Pariser Kanalisation vor den Jakobinern versteckten?» Reihum war die Antwort: «Nö, und ist mir auch egal!»

Je öfter die Leute in der Zeitung *ficken* lesen oder es im Theater hören, desto weniger interessiert sie die wechselvolle Geschichte dieses Wortes. Schade, denn wenn man mit alten Vikaren spricht, ist es, als ginge eine Schatztruhe auf. Ich besuchte einen in Magdeburg; er zeigte mir in Lateinisch verfasste Schriften aus dem späten 18. Jahrhundert, der sog. Kanalisationszeit der französischen

Vikare. «Sie schrieben *vic* und nicht *vicare*», erklärte mir der alte Vikar, «sehen Sie? Das heisst, sie verwendeten schon 1789 die moderne Form *ficken*!»

Trotzdem kann man sich fragen, ob es wirklich notwendig ist, in einer Kolumne ein mehr als zweihundert Jahre altes Wort zu benutzen. Mein Vorschlag: interessierte Leser können es bei mir bestellen, und ich schicke ihnen das Wort dann handsigniert per Nachnahme.

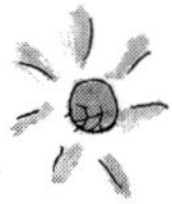

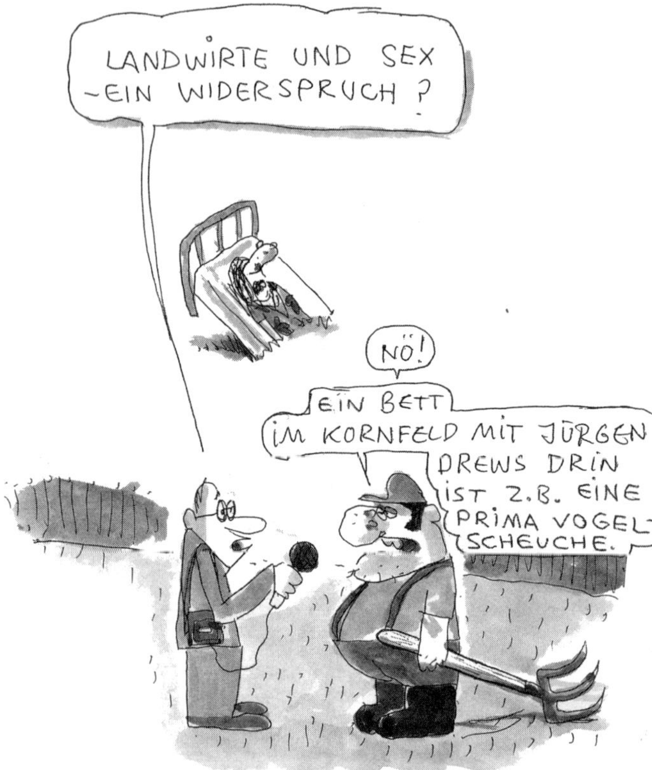
LANDWIRTE UND SEX
-EIN WIDERSPRUCH ?
NÖ!
EIN BETT
IM KORNFELD MIT JÜRGEN DREWS DRIN IST Z.B. EINE PRIMA VOGEL-SCHEUCHE.
RATTELSCHNECK

Sex sucks!

Golf und Sex sind am Ende! Vor zehn Jahren waren wir Kenner auf den Golfplätzen noch unter uns - heute schlagen einem die Meiermüllers ihre billigen Kaufhausschläger um die Ohren. Danach fahren sie im Geländewagen heim, um sich Talk-Shows anzusehen, in denen andere Sonntags-Golfer über Methoden der Schamhaar-Entfernung diskutieren. Es ist zum Haarölsaufen! Jeder golft, und jeder redet über Sex. Feierlich wette ich eine Kiste Vibratoren, dass an einem der nächsten Eidgenössischen Schwing- und Älplerfeste eine Veranstaltung stattfinden wird mit dem Titel *Landwirte und Sex - ein Widerspruch?*, moderiert vom amerikanischen Brustwunder Dolly Buster. Vor einem hellhörigen Trachtenpublikum wird der Senn- und Fahnenschwinger Rüfenacht Sepp sich

als Alpkräuter-Fetischist outen: »Ein blühender Enzian ist halt für mich wie ein heiratswilliges Weib.« Mit dieser Aussage katapultiert er sich in sämtliche Talk-Shows für Sonntags-Golfer. Verona Feldbusch lädt ihn in ihre Sendung *Liebe Sünde* ein, denn nach dem Schwulen, der sich den Hodensack liften liess, dem Bankangestellten, der die Slips seiner Freundinnen isst, und der Polizistin, die mit zwölf Falschparkierern gleichzeitig Handschellen-Sex gehabt hat, wollen die Zuschauer endlich einen Alpkräuter-Fetischisten sehen. »Und stehen Sie auch auf Fesselungen, heavy bondage?« fragt die Feldbusch. »Ich weiss nicht, ob das überhaupt ginge«, sagt Rüfenacht Sepp. »Aber Spass machen würde es Ihnen schon?« »Aber nicht mit den ganz jungen Enzianen. So etwas würde ich nie machen!« sagt Rüfenacht Sepp und landet prompt bei Jürgen Fliege zum Thema *Ich bin pädophil - na und?*
Als Kenner sehnt man sich unweigerlich in die Siebzigerjahre zurück, als die Fahnenschwinger

und Hauswarte weder Golf spielten noch vor dem Fernsehpublikum in Latex-Büstenhaltern herumliefen. In den Siebzigern war Sex exklusiv für uns progressive Intellektuelle, da hatte das Wort *vögeln* noch Sprengkraft, bei Gott! Wenn katholische Priester einen Minirock sahen, geisselten sie sich hinterher zur Busse mit zugespitzten Kruzifixen. Das war noch die richtige Einstellung! Sex war etwas Besonderes, nicht wie heute, wo in jeder Illustrierten ein golfspielender katholischer Priester beichtet: »Meine Homosexualität hat mich Gott näher gebracht.«

Mich persönlich ermüdet das enorm. Erschöpft sinke ich ins Bett und sage zu meiner Frau: »Gute Nacht, denn wir können jetzt nichts tun, was nicht in diesem Augenblick in einer Talk-Show beredet wird.« »Wir könnten nackt aufs Hausdach klettern und uns dort mit rohen Kartoffelschalen bewerfen«, schlägt meine Frau vor. »Liebling«, sage ich, »im RTL hatten sie doch erst vor einer Woche diesen alleinstehenden Börsenmakler, der Ballone mit Kartoffelstock füllt.« »Dann nehmen wir eben Apfelschalen«, sagt meine Frau. »Apfelschalen-sex-Süchtige«, sage ich matt, »wären vielleicht tatsächlich etwas für Pro7.« »Dann rufst du jetzt den Programmchef an, Schatz«, flüstert mir meine Frau ins Ohr, »und ich schäle schon mal die Äpfelchen.«

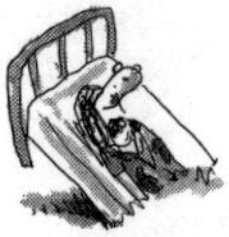

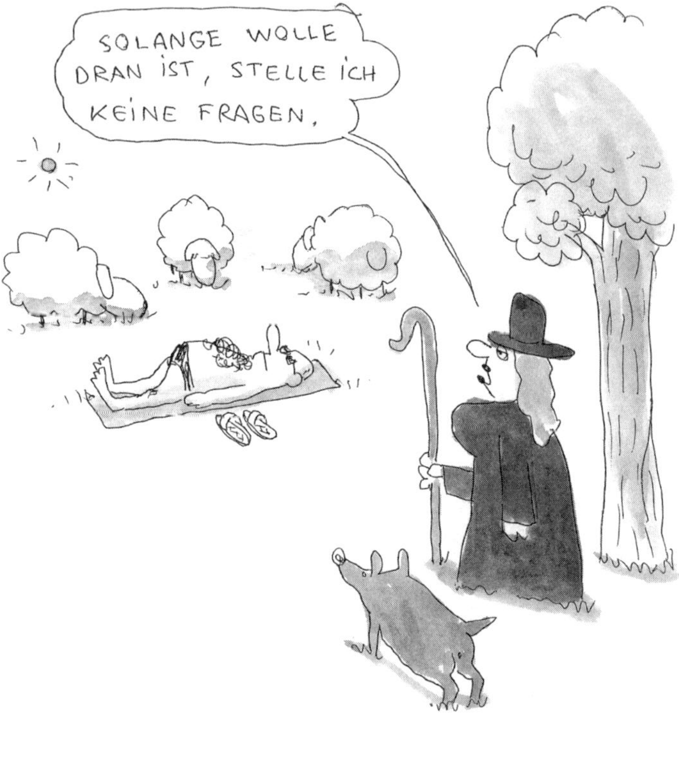
SOLANGE WOLLE DRAN IST, STELLE ICH KEINE FRAGEN.

Früher war ich praktisch ein Affe

Der Sommer '99 stand bei mir ganz im Zeichen der Brustbehaarung. Diese wird nämlich von Frauenzeitschriften nicht mehr toleriert. Es sei ein Mythos, las ich, dass Frauen gern in Brusthaaren kraulen, »denn darin verfangen sich nicht selten Speisereste«. Als es im Juli wärmer wurde, zog ich die Badehose an, stellte mich vor den Spiegel und sah einen pelzigen Australopithecus, ein Prachtsexemplar für den Streichelzoo. Leider war ich mit der von mir umworbenen ehemaligen Freundin meines Freundes erstmals zum Baden verabredet. Sie hiess Sara und las Frauenzeitschriften! Du wirst dein T-Shirt ausziehen, sagte ich mir, und dann wird ein bösartiger Sommerwind deine Brusthaare in ihr Gesicht wehen, und sie wird schreien: »Ein Bär! Hilfe! Warum erschiesst ihn denn keiner!« Eine halbe Stunde hatte ich noch Zeit. Ich seifte das unzeitgemässe Accessoire meines Primatenkörpers mit Rasierschaum ein und wollte gerade die Rasierklinge ansetzen, als es zweimal klingelte. Es war der Pöstler mit dem Paket eines Freundes, der mir immer die Neocolor-Zeichnungen schickt, die er auf Befehl seines Psychiaters anfertigen muss. »Rasieren«, sagte der Pöstler mit Blick auf meine eingeschäumten Brusthaare, »nützt gar nichts. Sie müssen die Wurzeln entfernen, sehen Sie mal.« Er knöpfte sein Pöstlerhemd auf und zeigte mir die makellose Brust von jungen Briefträgern, die nebenbei in Erotik-Filmen für *Cosmopolitan*-Abonnentinnen mitspielen. »Für Epilationen habe ich leider keine Zeit, adieu«, sagte ich neidisch. Noch eine Viertelstunde! Zurück im Badezimmer versuchte ich, mit der Rasierklinge einen Pfad zu schlagen durch das verfluchte Dickicht, aber ich kam nicht durch: zu kurze Klinge, Zu lange Haare, produziert von einem zu dämlichen Körper, der

noch nicht gemerkt hat, dass die Eiszeit schon längst abgelöst worden ist von brutalen Frauenzeitschriften.
Noch fünf Minuten bis zum Date mit Sara! Auf dem Weg zum Tram riss ich mir alles aus, was ich unter dem T-Shirt zu fassen kriegte. »Entschuldigen Sie«, sagte die ältere Dame, die auf der Fahrt ins Strandbad neben mir sass, »aber ich glaube, Sie bluten.« »Wenn Sie fünfzig Jahre jünger wären«, sagte ich, »wüssten Sie das zu schätzen.« Und nun stand ich mit meiner gelben Badehose in der Hand vor dem Eingang zum Strandbad. Sara, dachte ich bitter, liegt jetzt in vollkommener Weise epiliert auf einem silbernen Badetuch und betrachtet zufrieden ihre Unterschenkel, die sich wahrscheinlich ein wenig stopplig anfühlen, aber sehen tut man kein Haar. Das konnte man von meiner Brust nicht behaupten. »Entschuldigung«, sagte ich zu dem Herrn, der zum Glück gerade den Rasen vor dem Strandbad mähte, »dürfte ich mich da einmal drunterlegen?«

»Das bedeutet Ihren sicheren Tod«, sagte der Mann und schaute mich erwartungsvoll an. »Fahren Sie einfach mit dem Rasenmäher ein paar Mal über meine Brust«, sagte ich, »ohne übertrieben zu zittern.« Es klappte, und als Sara später meinen Oberkörper streichelte hauchte sie: »So etwas kannte ich früher nur aus diesen blöden Frauenheftchen.«

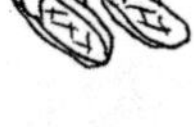

IDEAL FÜR ALLE DIE NACH KAMASUTRA NICHT GLEICH EINSCHLAFEN KÖNNEN.

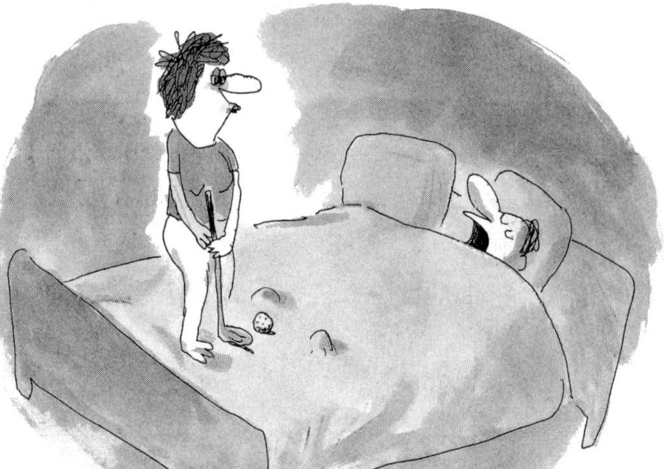

Indien ist okay

Sex hat mehr Nachteile als ein Erdbeben. Zum Beispiel verliert er schnell seinen Reiz, er taugt nicht für feste Beziehungen. Einmal lernte ich eine Frau kennen, und wir betraten ihr Schlafzimmer. Das erste Mal war wie immer umständlich: Man kennt den anderen Körper noch nicht und stösst deshalb ständig mit dem Knie dagegen. Beim fünften Mal machte es dann extrem viel Spass, wir flüsterten: »So schön wie mit dir war es noch nie.« Beim vierzigsten Mal erlebten wir bewusstseinserweiternde Orgasmen, also zog ich zu ihr. Das zweihunderste Mal war immerhin noch befriedigend, aber so um das vierhundertste Mal herum hatten wir beide das Gefühl, es schon tausendmal gemacht zu haben. »Lass uns verreisen«, sagte ich typischerweise. Paare, denen der

Sex gestorben ist, fliehen gern in ferne Länder in der Hoffnung auf eine magische Reanimation der Leiche.
Wir landeten in Indien, schönes Hotel. In der Nachtischschublade fand ich ein paar zusammengeheftete Blätter, die ich bis heute aufbewahrt habe: *Der Liebeunterricht von Kama Sutra*. Das war jetzt genau das Richtige und erst noch auf Deutsch! Im Kapitel *Lügen Hinunter Positionen* las ich: »Heben Sie die Füsse der Dame, bis ihre Sohlen tadellos Ähnlichkeit liegen, eine an jeder Seite ihrer schlanken Kehle.« »Komm«, sagte ich, »lass es uns gleich ausprobieren!« Linda, wie sie übrigens hiess, brachte ihre Füsse mit meiner Hilfe immerhin in die Nähe des Kinns. »Und jetzt?« rief sie. »Moment«, sagte ich, »hier steht: ›Höhlen Sie ihre Brüste und geniessen Sie sie.‹« »Kommt nicht in Frage!« sagte Linda, also versuchten wir »Madandhvaja, die Markierungsfahne von Cupid«. »Die Knöchel einer runden Frau greifen«, las ich vor, »deren Hinterteile sind wie zwei

reife Kürbisse.« Ich packte Lindas Knöchel. »Heben Sie ihre schönen Schenkel an und verbreiten Sie Schenkel weit«, las ich und hob an und verbreitete. »Ist das okay für dich?« fragte ich. »Ich liebe dich doch«, sagte Linda freundlich. Auf dem Blatt stand: »Voll vom Wunsch, sagen süsse Wörter, Annäherung sie mit Ihrem Körper, der als Pfosten steif ist, und Laufwerk schicken gerade zu nach.« »Liebling«, sagte ich, »wenn ich das richtig übersetze, meinen die jetzt eindringen.« Das tat ich. Wir schauten uns an. Es war furchtbar langweilig. Linda stöhnte ein bisschen aus Höflichkeit, ich sagte zweimal »Oh« und einmal »Uh« und suchte Hilfe in der Gebrauchsanweisung, die ich neben Lindas Kopf gelegt hatte. »Fangen Sie den Einfluss ihrer zwei Füsse ab«, stand dort, »bis Brüste und ihre Beine bilden einen rauhen Kreis.« Einen Monat später beschlossen wir, Freunde zu bleiben.

Hier noch eine weitere Stellung für Paare, die nicht wahrhaben wollen, dass Sex nach fünf Jahren naturgemäss keinen Spass mehr macht. Ich habe sie selbst entwickelt und ausprobiert: Der Mann sitzt nackt und mit gekreuzten Beinen entspannt vor dem Fernsehapparat. In der linken Hand hält er eine Bierflasche, in der rechten die Fernbedienung. Die Frau soll ihre Schenkel so anheben, dass sie mit ihnen gehen kann, und zwar ins Badezimmer. Nun legt sie sich ins Schaumbad und liest einen Kriminalroman. In dieser Stellung erleben beide einen gemütlichen Abend.

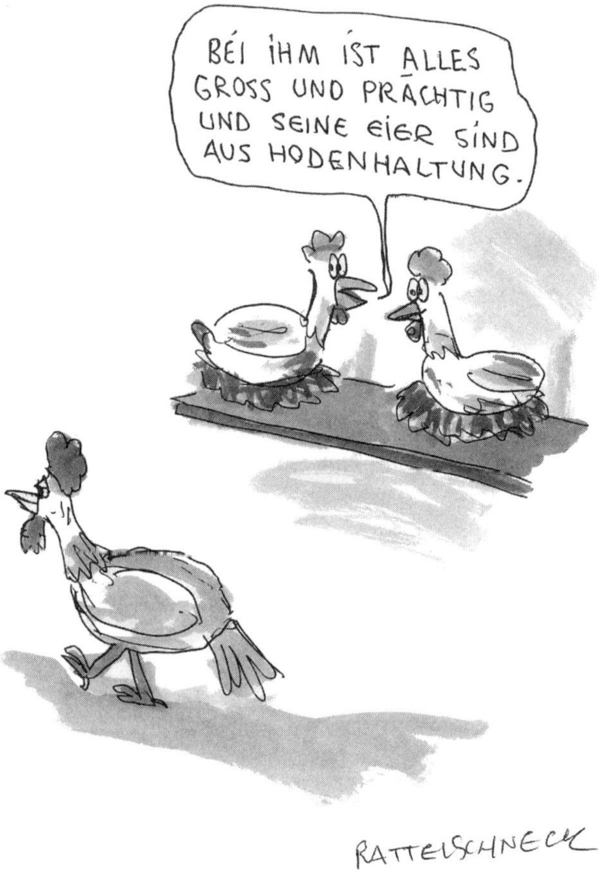
BEI IHM IST ALLES GROSS UND PRÄCHTIG UND SEINE EIER SIND AUS HODENHALTUNG.
RATTELSCHNECK

Wie Richard Gere mich zu lieben lernte

Letzte Woche war ich in Los Angeles, und wer kommt zur Tür rein? - Richard Gere! Ich bedauerte aufrichtig, dass ich nicht meine Frau war, denn sie liebt ihn; sie steht auf seine püppischen Knopfaugen, sein milchiges Babykinn, sie hätte den platonischen Höhepunkt ihres Lebens erlebt. Leise stöhnend wäre sie auf ihn zugeschwankt und ihm dann ohnmächtig vor die Füsse gefallen. Er aber, da bin ich sicher, wäre mit einem grossen Schritt über sie hinweggegangen und hätte sich auf den freien Stuhl neben mich gesetzt. Das tat er nämlich wirklich, ich schwör's! Es war in einer schäbigen und nicht ungefährlichen Bar in South East Central. Ich dachte noch, was macht denn der schöne Hauptdarsteller hier, den knallen sie sicher gleich ab. Ungezwungen starrte ich ihn an.

»Ja«, sagte Gere, »ich bin's tatsächlich«. »Okay«, sagte ich, »und warum setzen Sie sich nicht zu dieser Seniorita da drüben? Die kriegt ja schon keine Luft mehr.« Gere drehte sich kurz nach ihr um, sie liess vor Aufregung ihr Bierglas fallen, er seufzte. Dann legte er wie in *Pretty Women* den Arm auf die Stuhllehne, heftete seine Knopfaugen auf mich und sagte: »Sie denken vielleicht, dass Sie ein Niemand sind, weil Sie nicht besonders gut aussehen.« Ich drehte mich um, aber hinter mir sass keiner. »Meinen Sie mich? Reden Sie mit mir?« fragte ich wie Robert DeNiro in *Taxi Driver*, »Ist es so, Mann?« »Ja«, sagte Gere in einer Gelassenheit, die ihm wahrscheinlich sein Freund Dalai Lama beigebracht hatte, »ich meine Sie, einen einfachen, unattraktiven Mann, den die Frauen in Ruhe lassen. Ich will Ihnen jetzt etwas zeigen, passen Sie auf.« Gere stand auf und schlenderte in seinem beigen, schlabbrigen Herrenmode-Anzug zur Toilette, wobei er hinter sich eine Schleimspur aus purem Sexappeal hinterliess. Unweigerlich rutschte die Seniorita vom Barhocker. Sie folgte ihm ins Pissoir, mein Gott! Fünf Minuten später kam Gere an unseren Tisch zurück und sagte langsam: »Ich wünschte, ich hätte pissen können.« Er schaute mich tragisch an. Dann wollte er alles über mich wissen, er fragte: »Gehen Sie manchmal auswärts essen? In Restaurants, wo Frauen sind? Was geschieht dann, erzählen Sie, bitte!« »Okay«, sagte ich, denn dieser Mann hatte ein echtes Problem und brauchte meine Hilfe. »Ich gehe oft ins *Da Vinci*«, sagte ich, »da sind viele Italienerinnen. Ich komme rein, die Frauen schauen mich gelangweilt an, wie sie ein vorbeifahrendes Moped anschauen.« »Das muss ja toll sein«, sagte Gere, »weiter, weiter!« »Ich kann im *Da Vinci* absolut jederzeit zur Toilette gehen«, sagte ich. »Ich könnte sogar ein Jahr lang unbehelligt drinbleiben, denn diesen Tussis fällt gar nicht auf, dass ich nicht mehr am Tisch sitze!« »Was für ein Leben!« rief Gere in einer Mischung aus Begeisterung und Neid. »Und jetzt kommt das Beste!« sagte ich. Gere hing an meinen Lippen. »Ich muss für Sex immer bezahlen!« Stille. Gere schloss die Augen, um meine Worte besser geniessen zu können. »Dass es das noch gibt!« flüsterte er. Dann packte er meine Hand, dankte mir sehr für das Gespräch. »Es hat mir gut getan«, sagte er, »dafür liebe ich Sie!« »Es war mir ein Vergnügen«, sagte ich.

EIER

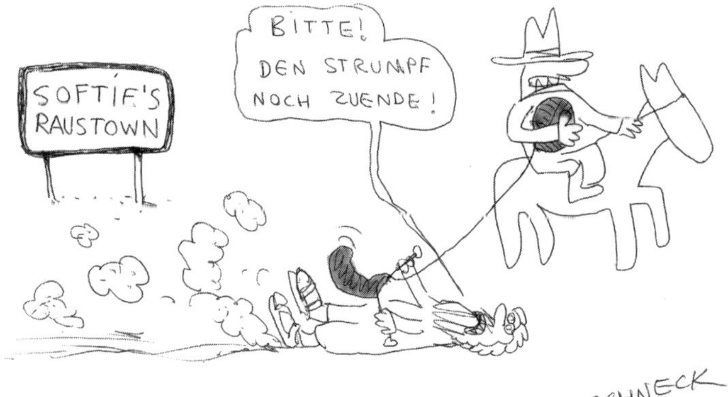
SOFTIE'S
RAUSTOWN
BITTE!
DEN STRUMPF
NOCH ZUENDE!
RATTELSCHNECK

Aus dem Inneren des Feminismus

Als ich gestern den Dachboden aufräumte, fiel mir eine Bananenkiste auf den Kopf. Auf dem Deckel stand *Überreste meiner Zeit mit Anna.* An eine Anna konnte ich mich zuerst gar nicht erinnern, denn durch meine Hände gehen so viele Frauen, dass ich mir ihre Namen nicht merken muss. In der Kiste lag nur ein blaues Quartheft mit der Aufschrift *Feminismuskurs Bad Schwarzer 9.-14. Mai 1985*. Jetzt erinnerte ich mich natürlich, denn schöne Männer sind nicht notwendigerweise vergesslich. Die Anna! Klein aber wenigstens blond, total füllig, unglaublich verliebt in mich, business as usual was mich betraf. Sie las immer *Emma* und schielte dabei, weil sie, um nicht noch schlechter auszusehen, keine Brille trug, das arme kleine Ding. Aus Mitleid tat ich ihr den Gefallen und meldete mich zu diesem Feminismuskurs für Männer an. Es waren ein paar Öko-Softies da, die ihre Wollsocken selber strickten und ihre Hoden täglich in heisses Wasser tauchten, um die Spermien abzutöten. Sie erklärten mir, das sei ihr Beitrag zu einer frauenfreundlichen Empfängnisverhütung. Ich schaute mir ihre Pimmel an und sagte: »Was gibt es denn da zu verhüten? Hahaha!« Das fanden sie nicht lustig. Die Kursleiterin war eine Brünette. Sie trug dermassen schlabbrige T-Shirts, dass man sie gar nicht richtig einschätzen konnte. Es sei wichtig, sagte sie, dass wir Männer lernen, dass wir schwanzfixierte Machos sind. An den Rest kann ich mich nicht mehr erinnern, aber schwanzfixiert bin ich wirklich - was soll man denn als Mann sonst fixieren? Am letzten Kurstag mussten wir einen Aufsatz schreiben, Thema *Ich lerne eine Frau kennen*, aber es durfte nichts Sexistisches vorkommen. Die Softies schrieben gleich wie wild drauflos. Ich dachte mir, dass in ihren Aufsätzen sicher nichts

Sexistisches vorkommen wird, aus Mangel an Erfahrung: Frauen stehen einfach nicht auf Männer, die dauernd ihre Hoden kochen!
Diese vielen Erinnerungen überfluteten mich, als ich auf dem Dachboden das Quartheft fand, ich bin nämlich sehr sensibel. Dann las ich, was ich geschrieben hatte:
Ich lerne eine Frau kennen. Aufsatz. Gestern sah ich auf der Strasse eine Frau mit zwei riesigen Intelligenzquotienten. Ich dachte »Wow, hat die einen Bombencharakter!« Sie stieg gerade in die Strassenbahn ein, ich fragte: »Verzeihung, darf ich Sie zu einem Gespräch über Lohngleichheit einladen?« Sie lächelte umweltbewusst. »Ich bin auf dem Weg ins autonome Frauenzentrum», sagte sie, «wenn du willst, kannst du mitkommen.» «Gern», sagte ich, »denn es war schon immer mein Wunsch, das Frauenzentrum besser kennenzulernen.« In der Strassenbahn standen wir wegen der vielen Passagiere so dicht nebeneinander, dass mein linker Unterarm während

einer Bremsung den mir zugewandten Unterarm der Frau berührte. »Entschuldigung!« rief ich. »Wofür?« fragte sie. »Weil ich dich berührt habe!« rief ich. »Aber doch nicht absichtlich!« sagte die Frau. Da verlor ich die Nerven, ich schrie: »Hör auf, mich in Schutz zu nehmen! Ich bin ein Makker, ich habe dich sexuell belästigt, schlag mich, schlag mich!« Ende.

Für diesen Aufsatz gab mir die Brünette die Note 5-6.

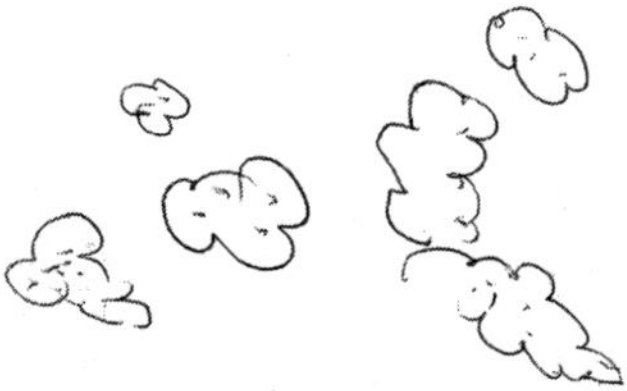

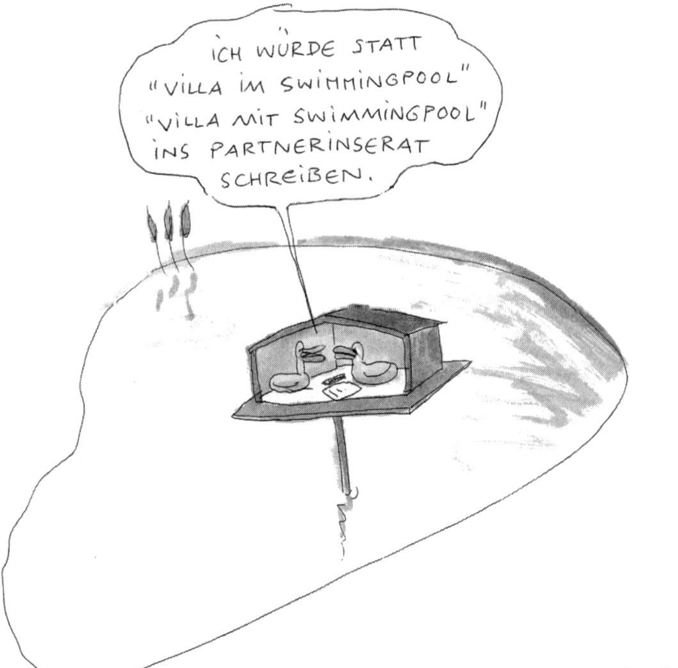
ICH WÜRDE STATT "VILLA IM SWIMMINGPOOL" "VILLA MIT SWIMMINGPOOL" INS PARTNERINSERAT SCHREIBEN.
RATTELSCHNECK

Sein Partner war das Inserat

Eines Abends sass der erfolgr., sportl. aber leider gesch. Architekt Patrik, 42, an meinem Küchentisch und fragte nachdenklich: »Soll ich jetzt einen Roman schreiben oder ein Partnerinserat?« »Inserat«, sagte ich. Nach zweijähriger Suche hatte Patrik nämlich immer noch keine neue Partnerin für seinen Lebensabschnitt gefunden. »Es muss aber ein Inserat wie ein Roman sein«, sagte Patrik. »Meine Leidenschaft, meine Fähigkeit zu Lieben und meine Vermögenswerte müssen darin zum Ausdruck kommen.« »Zuerst stellst du dich einmal auf die Waage«, sagte ich. Er wog 92 Kilo bei einer Körpergrösse von 167 Zentimetern. »Ich möchte trotzdem *schlank* schreiben«, sagte Patrik, »denn so fühle ich mich.« Nach einer Kompromissfindung tippte ich in mein Notebook: »Patrik, 42, sich schlank fühlender Architekt ...« »42«, sagte Patrik, »klingt mir jetzt doch etwas zu alt. Schreib 35.« »35«, tippte ich, »sich schlank fühlender ...« »Komma Gutaussehender«, rief Patrik. Er stülpte seine dünnen Lippen nach vorn, damit sie voller aussahen. »Lieber Kamerad«, sagte ich, »für mich als Mann siehst du blendend aus. Aber Frauen haben ganz andere ästhetische Vorstellungen als wir! Dich empfinden sie wahrscheinlich geradezu als hässlich.« »Du hast recht!« sagte Patrik. Ehrlichkeit sei seine grösste Stärke, das müsse im Inserat rüberkommen. Auf seinen Wunsch löschte ich die ganze erste Zeile und schrieb neu: »Patrik, 42, übergewichtiger hässlicher Architekt ...« »Und weiter?« fragte ich. »Vermögend«, sagte Patrik, »nein, schreib: finanziell unabhängig, Villa mit Swimmingpool.« »Du hast keinen Swimmingpool«, sagte ich. »Na und? Die Frau«, sagte Patrik, »die auf das Inserat eines hässlichen, fetten Architekten antwortet, wird es auch überleben, dass er ein Lügner ist!«

Jetzt kam aber der schwierige Teil. »Sucht?« fragte ich. »Sucht«, sagte Patrik, »eine höchstens 30jährige, bildschöne Frau mit echtem blondem Haar und einem Körper, dessen Mund nicht dauernd ›Das möchte ich jetzt zuerst ausdiskutieren‹ sagt wie meine Ex-Frau. Hast du das? Dann schreib weiter: Ex-Frau, Komma, die sich bei der Scheidung einen stadtbekannten Säufer zum Anwalt genommen hat!« »Wenn wir das noch ein bisschen umformulieren«, sagte ich, »wird es ein tolles Inserat.« »Keine Zeile wird geändert!« rief Patrik. »Schreib weiter: Diese meine ehemalige Frau, deren Name ich in diesem Partnerinserat bekanntmache, diese Patrizia Petra Fischer, die heute mit meinem Ex-Freund Alex Heusser eine Patchwork-Familie hat, in der meine Kinder mit den psychisch labilen Gören aus Alex' total gescheiterter erster Ehe zusammenleben müssen, diese Patrizia Fischer ist genau das Gegenteil von dem, was ich suche! Hast du das?« Bis zum Morgengrauen feilten wir am Text herum, dessen endgültige Fassung unter der Rubrik *Er sucht sie* erschien. Es war nur eine einzige Zeile, in der aber Patriks ganzes Wesen komprimiert war, sein Scheidungs-Trauma, sein Hass auf den Vater, seine Live-Mitschnitte von David Bowie-Konzerten, seine Vorlieben, Abneigungen, einfach alles: »Arch., 42, sucht liebe Frau.«

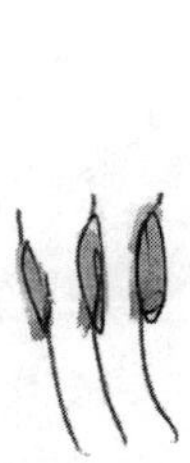

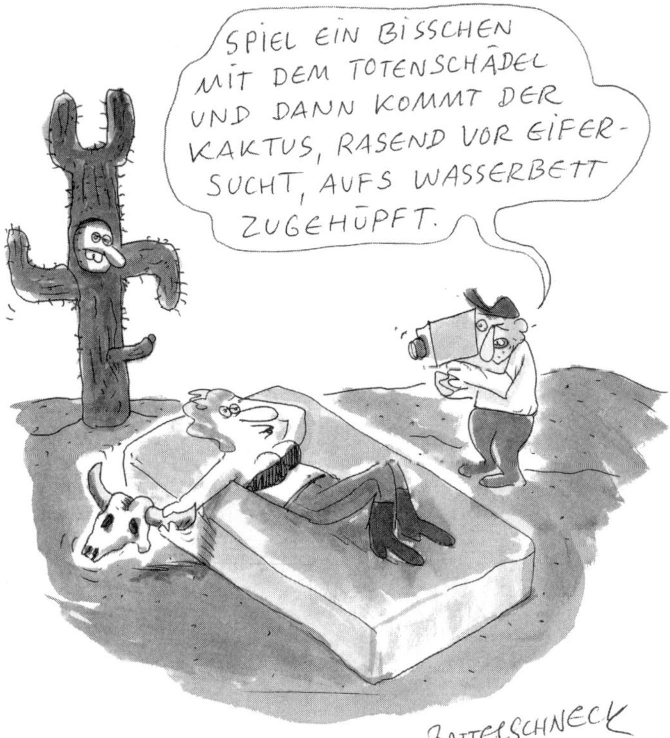
SPIEL EIN BISSCHEN MIT DEM TOTENSCHÄDEL UND DANN KOMMT DER KAKTUS, RASEND VOR EIFERSUCHT, AUFS WASSERBETT ZUGEHÜPFT.
RATTELSCHNECK

Zuschauen ist weniger anstrengend!

Mein Lieblings-Pornofilm ist *Körper in heisser Begierde*. Ich sage immer zu meinen Freunden »Den müsst ihr euch anschauen, das ist etwas für euch Intellektuelle!« »So, und warum?« fragen sie. »Weil die Hauptdarstellerin am Anfang des Films ein Buch liest!« Sie heisst Luzia, ist reich verheiratet aber sexuell frustriert, weil ihr Mann bei einem Raubüberfall in Santa Monica einen problematischen Schuss in den Schritt abbekam. Das erfährt man im Film zwar nicht direkt, aber man kann es sich ausrechnen. Die Story geht so: Luzia sitzt bei Filmbeginn in einem indischen Korbstuhl auf der Veranda und liest, wie inzwischen bekannt sein dürfte, ein Buch. Der Zuschauer ahnt, dass das nicht ewig so weitergehen kann und wirklich: Sie seufzt und zieht sich aus. Das sieht Joe, ein jugendlicher Nachbar, der im andern Haus gerade duscht. Er ruft seinen Freund Mark an und fragt ihn, was er tun soll. »Geh doch rüber und sag, du seist von der Polizei«, rät Mark. Also zieht Joe seine Schlangenlederhose und ein muskulöses, weisses T-Shirt an und klingelt bei Luzia. Die trägt beim Öffnen eine sehr knappe Versace-Imitation. »Guten Tag«, sagt Joe und zeigt ihr eine Hundemarke, »ich bin von der Mordkommission und muss hier eine Hausdurchsuchung machen.« Luzia bleibt cool: »Zeigen Sie mir zuerst einmal Ihren Durchsuchungsapparat.« Mit diesen Worten greift sie ihm in die Schlangenlederhose. Schnitt. Auf einem Wasserbett treiben sie es in einer anspruchsvollen Stellung, die in meinem Sexhilfe-Buch übrigens nicht vorkommt. Schnitt. Mit gezückter Pistole springt Luzias Ehemann, der an den asiatischen Börsen gerade vierzig Millionen Dollar verspekuliert hat, aufs Wasserbett. »Du betrügst mich!« schreit er Luzia an. »Beruhigen Sie sich«, sagt Joe und zieht dem Ehemann sanft die

Schuhe aus. »Was zum Teufel haben Sie vor?« ruft dieser. »Ich werde Ihre Füsse massieren«, flüstert Joe. Das tut er, und dann machen sie es zu dritt, denn der Ehemann ist von seiner raubüberfallbedingten Impotenz geheilt. Plötzlich klingelt das Telefon. Es ist Mark, Joes Freund. »Ich will es zu viert!« keucht Luzia, deren Körper in heisser Begierde praktisch permanent pulsiert - bis endlich Mark dazukommt und das Wasserbett zum Überlaufen bringt.

»Ist das alles?« fragen meine intellektuellen Freunde. »Ist doch saugeil!« sage ich. »Was für ein Buch hat diese Luzia überhaupt gelesen?« fragen die Freunde. »Das war«, sage ich, um meine Freunde mit dem Film zu versöhnen, »etwas von Handke, die Tagebücher.« »Gibt's gar nicht von Handke!« rufen die verbildeten Kerle. »Dann war es eben die Gebrauchsanleitung fürs Wasserbett!« sage ich, denn das kommt der Wahrheit am nächsten. Es ist logisch: Luzia weiss jetzt, dass das Wasserbett maximal drei Erwachsene trägt, sie, Joe und ihren Mann, der um 16.00 Uhr nachhause kommen wird. Folglich seufzt sie und zieht sich um 14.30 Uhr aus, wohlwissend, dass Joe, der duscht, scharf wird und gleich klingelt. Es klappt alles hervorragend, bis Mark anruft und durch sein zusätzliches Gewicht das Wasserbett ruiniert. »Das ist noch wahre Dramaturgie!« rufe ich jeweils meinen Freunden zu.

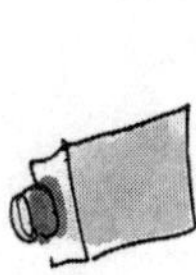

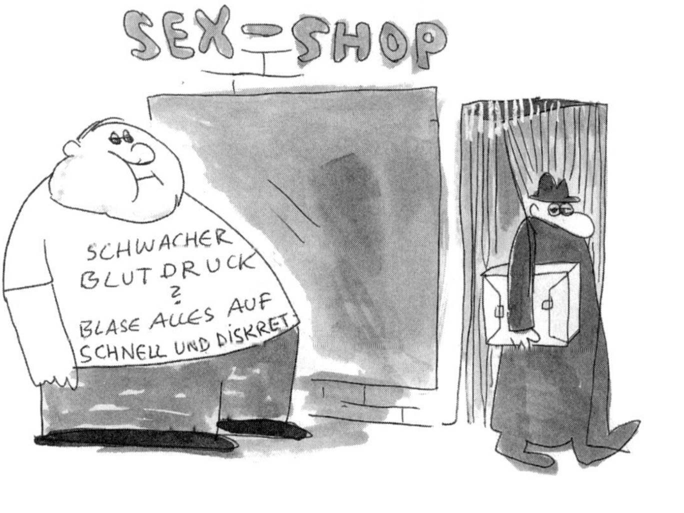
SEX-SHOP
SCHWACHER BLUTDRUCK ?
BLASE ALLES AUF SCHNELL UND DISKRET
RATTELSCHNECK

Kumpel Sandra

Bei uns um die Ecke gibt es ein kleines, heimeliges Sex-Shöppchen, in dem ich samstags immer gleich für die ganze Woche Hilfsmittel einkaufe. Der Besitzer heisst Werni, und neulich sagte er zu mir: »Du, ich hätte da etwas ganz Tolles - die Sandra!« »Lass mal sehen«, sagte ich, denn der Herbst macht einen furchtbar einsam. Sandra befand sich in einer hübsch dekorierten Schachtel; auf der Rückseite stand: »Das rassige Girl für heisse, feurige Liebesspiele!« »Und hat sie auch was im Kopf?« fragte ich Werni. »Da steht's ja«, sagte er und zeigte auf die Schachtel, »Mund-Durchmesser 3,5 cm, 8 cm tief.« Als ich Sandra zuhause auspackte, war ich ein bisschen enttäuscht, denn sie verströmte diesen schweren, lasziven Gummigeruch, den ich an Frauen überhaupt nicht mag. Ausserdem musste man sie aufblasen, und das ist nichts für Leute mit niedrigem Blutdruck: Mir wurde wahnsinnig schwindlig. »Schliessen Sie das Ventil«, stand in der Gebrauchsanleitung, und ich schloss es. »Lassen Sie sich jetzt anmachen von ihrem süssen Blick«, las ich, »und dem herrlich blonden, seidenen Haar!« Also setzte ich mich im Schneidersitz neben Sandra, die in der Art von Luftkissenbooten fast schwerelos auf dem Teppich lag und schaute in ihren süssen Blick. Leider machte er mich nicht an sondern nachdenklich: Wieviel Wehmut lag in diesen Augen! »Diese Blondine ist bereit, Ihnen all Ihre Wünsche zu erfüllen«, stand in der Gebrauchsanweisung, und ich dachte »Ja, aber nur, weil nie jemand auf ihre eigenen Wünsche eingegangen ist!« Sandra tat mir so leid. Immer nur blond, immer nur Sexobjekt! Zum Glück bin ich nicht wie die anderen Männer. »Die Sandra soll es jetzt einmal gut haben!« sagte ich mir. Ich zog ihr ein T-Shirt über, stopfte ihre relativ unförmigen Beine

in eine Trainerhose und setzte das arme Geschöpf an den Esstisch. Gern hätte ich Kerzen angezündet, aber ich wusste, dass Sandra auf Feuer allergisch war. Bei Pizza und Merlot sprach ich geschlagene zwei Stunden lang über die Krümmung der Raumzeit und Quantenfluktuationen, ferner über Zwerggalaxien, die vom Thema Sex eine Million Lichtjahre entfernt sind.
Es tat mir richtig gut zu sehen, wie schön es Gummipuppen bei mir haben, wie respektvoll ich sie behandle, quasi als Mensch und nicht nur als Objekt. Da gab es kein Busengrabschen, keine typisch männliche Anmache à la »Willst du mal einen wirklich tollen Orgasmus erleben, Schätzchen?« Mit Sandra machte ich die Erfahrung, dass wir Männer mit einer Frau eine Pizza essen können, ohne uns ständig zu wünschen, die Olive zu sein, die sie gerade im Mund hat. Einfach nur Freunde sein! Probiert das einmal aus, ihr Macker, es funktioniert! Sandra und ich sind heute richtige Kameraden, weil wir uns geschworen haben:

No Sex! Klar, manchmal ist es hart, zum Beispiel, wenn ich den Schrank öffne und sie am Kleiderbügel hängt in ihrem engen T-Shirt, mit ihren »traumhaft grossen Brüsten«, wie die Gebrauchsanweisung wahrheitsgemäss feststellt. Aber dann lasse ich einfach ein bisschen Luft heraus und schon sind wir wieder einfach nur Kumpel!

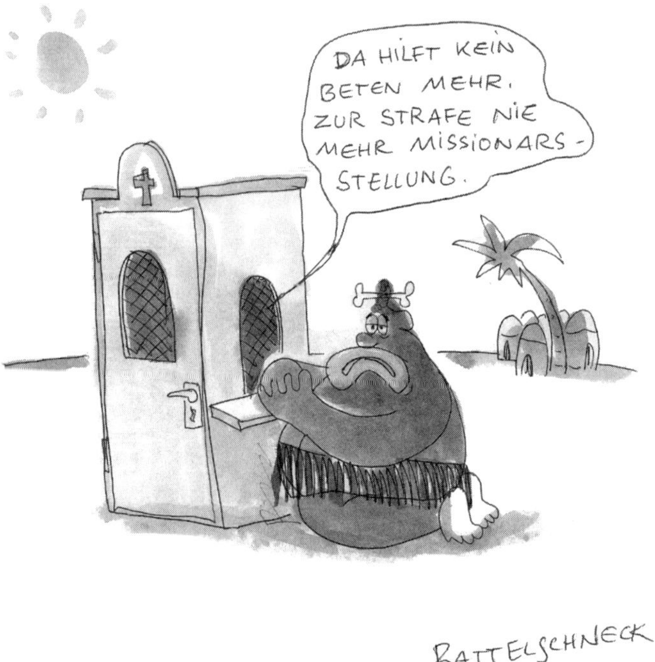
DA HILFT KEIN BETEN MEHR. ZUR STRAFE NIE MEHR MISSIONARS-STELLUNG.
RATTELSCHNECK

Alles Wissenswerte über eine tolle Stellung!

Die Sexualphysik ist eine relativ unbekannte, entfernt mit der Theologie verwandte Wissenschaft, die seit 1724 eine Antwort auf die Frage sucht, warum soviele Menschen die sogenannte *Missionarsstellung* bevorzugen. Im erwähnten Jahr veröffentlichte der Tübinger Weinhändler Johann Moritz Homberg, der Begründer der Sexualphysik, seinen Klassiker *De Positione Missionarum*, in welchem er u.a. schrieb: »Dass nun aber sowol im gemainen Volcke wie auch bei Hofe eine dem mennlichen Skelett so wehe tuende, ja genzlich uncomfortable practica amorosa gepfleget wird, übersteigt meinen Verstant.« Aus diesem Grund stagnierte die noch junge Wissenschaft volle dreissig Jahre lang. Erst 1755 legte Franz Xaver

Brendel, ein Schüler Hombergs, eine erste empirisch-mathematische Beschreibung des Phänomens vor. In seinem Buch »Kritik der reinen Missionars Position« schildert er den Vorgang wie folgt: »α (das sei der Mann) kriecht wie ein communes Thier der Natur geradewegs auf β (das sei die Frau) hinauf. Hier arrangieret α seine Beine (Δ1, Δ2) parallel zur Bettstatt Ψ in flacher Weise, währenddes β Δ1 und Δ2 in einen spitzen Winkel von 45° bugsieret. Nun aber lastet das Nominalgewicht von α so preker auf β, dass β mit Sicherheit absterben würde, wenn α sein Nominalgewicht nicht vermittelst grosser Mühsal auf Ω1 und Ω2 (das seien seine Ellbogen) vertheilen würde.« Aus dieser Beobachtung leitete Brendel die berühmte »Brendelsche Missionarsgleichung« ab, nämlich $\alpha = \Omega + \Delta - \beta$. Diese Formel beweist, dass der Mann sich in der Missionarsstellung die Ellbogen (Ω) und sein Bein/Knie-Kontinuum (Δ) wundscheuert, so dass sich im β-Bereich ein Minus ergibt. Aber auch diese brilliante Mathematik konnte letztlich nicht erklären, warum der Mensch, insbesondere der Mann eine so unvorteilhafte Stellung über die Jahrhunderte hinweg immer wieder einnimmt. Im Jahr 1923 forderten deshalb zwei junge, begabte Sexualphysiker, Herbert Glanz und Kurt Fischer in einem legendären Aufsatz in der Zeitschrift *Missionarsstellung heute* radikales Umdenken: »Nicht in der Brendelschen Mathematik«, schrieben sie, »sondern in Afrika liegt die Lösung!« In den folgenden Jahren untersuchten Glanz und Fischer über 230 Missionsstationen vom Nil bis zum Kap Horn. Ihre Erkenntnisse, die sie 1932 in ihrem Standardwerk *Ursprünge einer Stellung* veröffentlichten, revolutionierten die Sexualphysik. »Während sich die Missionare in Deutsch-Südwest-Afrika exakt gemäss der Brendelschen Missionsgleichung verhielten«, schrieben Glanz/Fischer, »konnten wir bei ihren britischen Kollegen Stellungen von ganz anderer, ja geradezu entgegengesetzter Natur beobachten. Daraus folgern wir, dass nicht nur, wie Einstein postulierte, die Zeit relativ ist sondern auch die Missionarsstellung.«

Seither hat die Sexualphysik leider keine wesentlichen Fortschritte mehr gemacht. In den fünfziger Jahren wurden die Experimente mit Missionaren eingestellt, weil es immer weniger von ihnen gab. Ihre Substitution durch Rhesusaffen war ein Fehler, für den die Sexualphysiker-Konferenz sich 1992 entschuldigt hat.

Ja, ich möchte den *Querkopf* gern haben.

Meine Anschrift lautet:

....
Name, Vorname

....
Straße, Nr.

....
PLZ, Ort

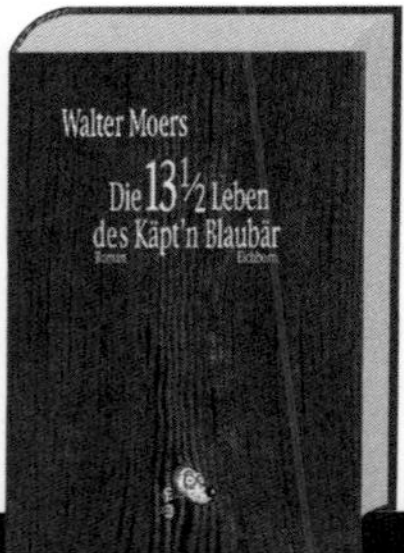

Unser Lieblingsbuch.

Walter Moers,
Die 13 1/2 Leben des Käpt'n Blaubär.
704 Seiten, gebunden.
DM 49,80 · öS 364,– · sFr 46,–
ISBN 3-8218-2969-9

bitte freimachen

ANTWORT

Eichborn Verlag
Kaiserstraße 66
60329 Frankfurt

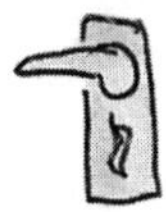

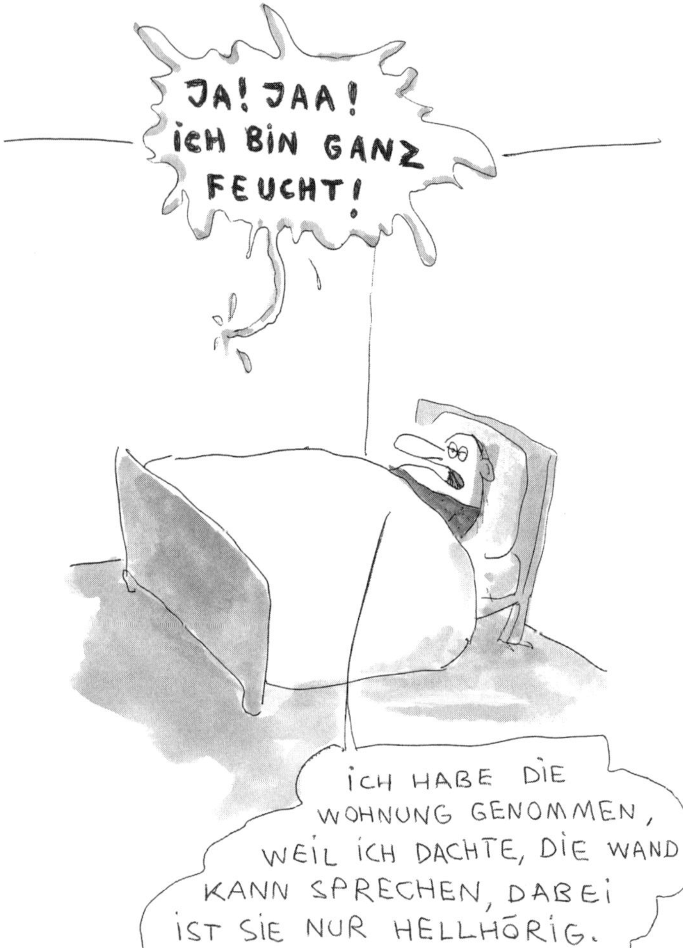
JA! JAA! ICH BIN GANZ FEUCHT!
ICH HABE DIE WOHNUNG GENOMMEN, WEIL ICH DACHTE, DIE WAND KANN SPRECHEN, DABEI IST SIE NUR HELLHÖRIG.
RATTELSCHNECK

Das »Uh!« und »Oh!« des Lärms

Eine kanadische Buchhalterin reichte die Scheidung ein, weil ihr Mann beim Dingsbums auf eine Weise stöhnte, die ihr nicht nur auf die Nerven ging, sondern ihre Orgasmusfähigkeit auf Null reduzierte. Ich las das in der Zeitung und wunderte mich überhaupt nicht. Seit Jahren forsche ich nämlich auf dem Gebiet »Nebengeräusche des Geschlechtsverkehrs«. Der Mann dieser Buchhalterin zum Beispiel gehört wahrscheinlich zu den sogenannten Uhu-Stöhnern. Das sind erfolgsorientierte Männer um die vierzig, denen allmählich dämmert, dass ihre berufliche Karriere vor fünf Jahren den Höhepunkt erreicht hat. Also begraben sie ihren Ehrgeiz und kehren aus einem meditativen Töpferkurs in der Toskana zu ihrer Frau zurück mit dem festen Willen, beim Sex fortan mehr an sich selbst zu denken, sich mehr zu spüren. Und bei Gott, das tun sie! Schon beim Eindringen rufen sie so intensiv »Uh! Ja!! Uhuu!!«, dass die Frau nach dem Telefonhörer tastet, um gegebenfalls den Notarzt zu alarmieren. Beim Orgasmus machen Uhu-Stöhner dann einen solchen Krach, dass sich kein Schwein mehr auf seinen eigenen konzentrieren kann. Eine widerwärtige Bande, aber noch schlimmer sind die Zischer. Zischer tragen waffenscheinpflichtige Fliegeruhren und kennen die Namen der zwölf Hauptdarsteller des Films *Das dreckige Dutzend* auswendig. Sie fahren Geländewagen mit Auffanggestänge gegen Elche und Bären und verwechseln Sex mit der Erstürmung eines entführten Flugzeugs. Ihr Ziel ist es, die Frau generalstabsmässig mürbe zu rammen, bis sie »Ja, Fritz, ja!!« schreit, also die Beherrschung verliert, während sie selbst vollkommen cool bleiben. Sie erledigen ihren Job lautlos wie Sylvester Stallone, wenn er sich an Vietnamesen heranschleicht; kurz vor dem Orgas-

mus halten sie die Luft an, die ihnen dann mit einem leisen Zischen entweicht, »Zschsch...« - und fertig.
Frauen sind aber auch nicht ganz unproblematisch, wenn wir nur einmal an die Urlaubs-Stöhnerin denken. Zuhause mit ihrem Mann oder Freund kommt höchstens ein »Mmph!« über ihre Lippen, aber dann fliegt sie mit ihrer Schwester nach Kreta, landet am zweiten Abend mit dem schönen Kellner aus der *Man spricht deutsch*-Taverne im Hotelbett und lässt praktisch die Sau heraus. Sie stöhnt nicht, sie gröhlt, und zwar genauso blöd wie ihre männlichen Landsleute unten in der Hotelbar. Aber dann erst die Quasslerinnen! Die einzige erogene Zone einer Quasslerin ist ihr Herz, welches beim Bumsen überläuft. Der Partner, ganz Tier und bereit, zu Asche zu verglühen, wird ständig gestört durch Geflüster à la »Sag mir, dass du mich liebst« oder »Möchtest du mich küssen? Dann tu es, tu es jetzt.« Dauernd muss er irgendwelche romantischen Fragen beantworten,

so dass er sich am Ende lieber eine Talkshow auf Sat 1 anschaut, wo Gespräche wenigstens nichts Besseres verhindern.

Zum Schluss möchte ich noch folgendes sagen: Sex muss nun mal sein, darüber machen wir uns keine Illusionen. Aber wir sollten es unseren jeweiligen Leidensgenossen nicht noch schwerer machen, indem wir dabei »Liebst du mich?« flüstern, »Uhuu!! Ja, uh!!«» schreien, beim Orgasmus zischen oder in dünnwandigen griechischen Hotelzimmern herumgröhlen.

JA! JAA!

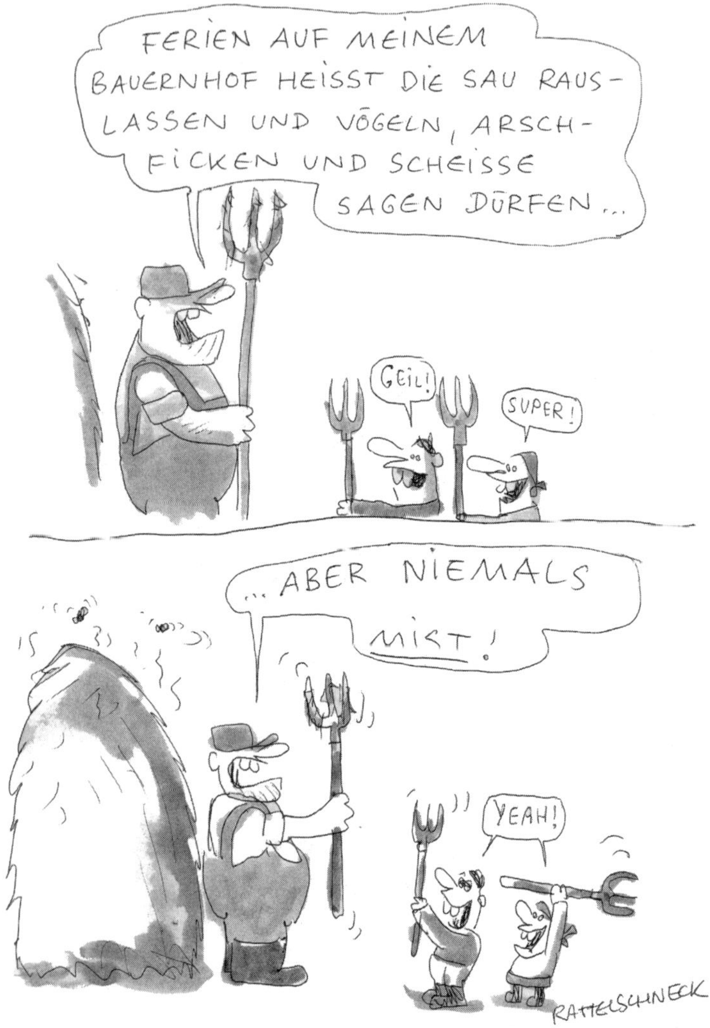
FERIEN AUF MEINEM BAUERNHOF HEISST DIE SAU RAUSLASSEN UND VÖGELN, ARSCHFICKEN UND SCHEISSE SAGEN DÜRFEN...
GEIL!
SUPER!
...ABER NIEMALS MIST!
YEAH!
RATTELSCHNECK

Wir sollten mehr darüber reden!

»Warum sind Sie nur so sexfeindlich?« fragen mich die Leute. »Weil ich meinen Stolz habe!« sage ich. Das verstehen die Leute nicht, aber ich erkläre es ihnen gern. Wenn ich zum Beispiel Lust habe auf eine berühmte amerikanische Sexualpraktik, muss ich mich vor einer Frau zum Bierfass erniedrigen. Für Sex gibt es nämlich keine ordentliche Sprache, so dass ich sagen muss: »Schatz, würdest du mir bitte einen abzapfen?« »Dann nennen Sie es doch *blasen*«, raten mir die Leute, die offenbar keinen Funken Ehrgefühl im Leib haben. »Ich verstehe mich nicht als Trompete«, sage ich, »und weigere mich, das Wort *blasen* in den Mund zu nehmen!« Nun hagelt es Vorschläge, *ablutschen*, *einen herunterholen*, *die russischen Eier füttern* - »das sind doch alles bewährte, gutdeutsche Ausdrücke aus dem Duden«, sagen die Leute. Mag sein, aber für mich ist *ablutschen* völlig ungeeignet. Ich zünde vor dem Sex gern ein paar Kerzen an, esse mit der Frau komplizierte Speisen, lasse die Namen Mozart und Heine fallen und werde doch jetzt nicht plötzlich vom *Ablutschen* reden! *Ablutschen* ist gut für Fernsehzuschauer, die während eines Werbeblocks kurz ins Bett steigen, wobei die Männer nicht selten ihre Socken anbehalten. »Ach so, Sie sind ein Schöngeist!« sagen die Leute. »Würde dann eventuell *fellieren* Ihren hohen Ansprüchen genügen?« Nein danke, dann noch lieber die *russischen Eier*! Es gibt nichts Desinfizierteres als dieses Bett-Latein mit seinen *Penes*, wie der Plural korrekt lautet, die in die *Vaginae* wollen, um dort einen *Coitus a tergo*, wenn nicht sogar einen *Coitus prolongatus* zu vollstrecken. Bevor ich mit einer Frau so spreche, lese ich lieber eine lateinische Gebrauchsanweisung für Aquädukte. *Arschficken!* sagen die Leute und kichern. »Oder

wie finden Sie *bürsten*?« Klingt nicht schlecht, aber *bürsten*, *vögeln*, *bumsen* war vielleicht doch eher etwas für ungekämmte Männer, die Frauen zuerst mit einem Bärenknochen betäubten und sich dann mit heftigen Stössen in aller Eile abreagierten, weil jeden Augenblick der Säbelzahntiger aus dem Gebüsch hervorbrechen konnte.
Heute haben wir aber Passagierflugzeuge! Für Sex auf der Toilette einer Boeing 747 zum Beispiel ist *bürsten* eine total anachronistische Bezeichnung, *vögeln* unfreiwillig komisch und *bumsen* stimmt nicht, weil es dafür zu eng ist.
»Aber irgendwie müssen wir es doch nennen!« sagen die Leute. Das sehe ich ein, aber wenn schon, dann bitte nicht *miteinander schlafen*, denn das ist die Sprache von Eheberatungsstellen und Frauenzeitschriften. »*Liebe machen*?« fragen die Leute zaghaft. Ohne mich! *Liebe machen* tut mir in den Ohren weh; warum nicht gleich *Ponyreiten*? »Wollen Sie etwa lieber *die ehelichen Pflichten erfüllen*«, fragen die Leute gereizt, »oder

einswerden oder *der Stimme der Natur folgen*?« Natürlich nicht. Der Stimme der Natur folgen ja schon die Mäuse, die Hunde, die Rentiere, da braucht es mich nicht auch noch. »Ach lecken Sie uns doch am Arsch!« sagen die Leute und gehen. »Fickt euch ins Knie!« rufe ich ihnen nach.

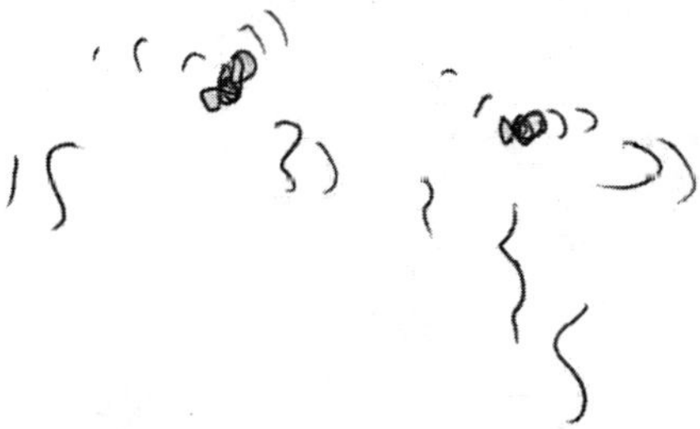

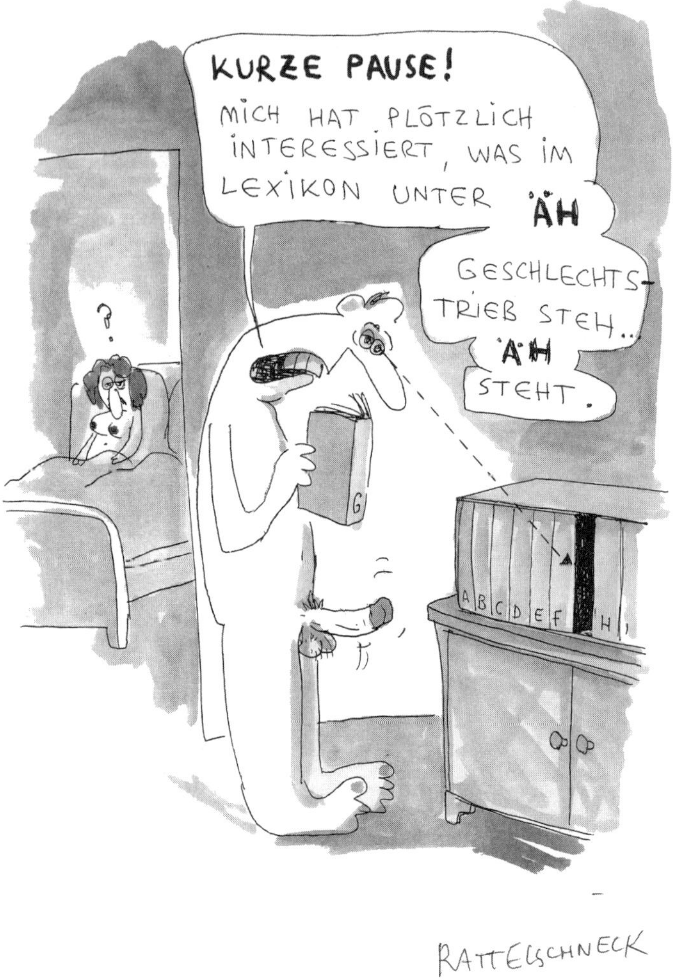
KURZE PAUSE!
MICH HAT PLÖTZLICH INTERESSIERT, WAS IM LEXIKON UNTER ÄH
GESCHLECHTS-TRIEB STEH... ÄH STEHT.
?
G
A B C D E F H
RATTELSCHNECK

Zierfische geniessen die Gnade Gottes

Gestern habe ich wieder mal Sex gemacht; ich muss sagen, es war nicht schlecht, es entspannt einen irgendwie. Aber die ganze Zeit musste ich daran denken, dass ich es eigentlich nicht freiwillig tat, sondern auf Befehl von Drüsen und irgendwelchen Hirnlappen. »Liebling«, sagte ich, »lass uns eine Pause machen, ich muss mal kurz im Lexikon nachschauen.« Unter *Geschlechtstrieb* las ich, dass Schnecken, Flöhe und Zierfische von erregenden Hormonen kontrolliert werden, wobei diese bei den Flöhen unglaublich klein sind. Menschen und Bonobo-Affen hingegen werden vom Grosshirn gesteuert und zwar »auch ausserhalb der Brunst.« Das ist der Skandal! Ausgerechnet der Mensch, ein bedeutendes und vielbeschäftigtes Wesen, wird permanent von seinem Trieb belästigt, während der unnütze Zierfisch im Frühling ein bisschen mit den Flossen rudert und dann wieder ein Jahr lang Ruhe hat! Die hätten wir nötiger, aber wir kennen sie nicht. Zum Beispiel schauen wir uns eine Talk-Show an, in der Frauen mit tollen primären Geschlechtsmerkmalen und Männer mit phantastischen Brustkörben über ihre Arachnophobie reden. Wir möchten uns auf das Thema konzentrieren, aber dieses Luder von einem Grosshirn lenkt unseren Blick dauernd auf die wunderbaren Geschlechtsmerkmale, bis wir vollkommen erhitzt aufstehen und »Schatz, du weisst schon« sagen. Auf diese Weise entgehen uns wichtige Informationen über Arachnophobie. Es kommt noch schlimmer. Ich habe das einmal ausgerechnet: Wenn von 5,7 Milliarden Menschen die geschlechtsreife Hälfte pro Woche 3 Stunden lang genital ist, ergibt das einen weltweiten wöchentlichen Arbeitszeitausfall von mehr als einer Million Jahre! Kostbare Zeit, die wir dazu verwenden könnten, endlich die Sahara wegzuschaufeln oder Wohnungsvermieter zum Christentum zu bekehren, oder einfach etwas Nützliches zu tun, zum Beispiel Campari Soda trinken. Das ist nämlich auch ein Problem: Weil der Mensch dauernd brünstig ist, kann ein Mann mit einer Frau nie richtig entspannt Campari Soda trinken in einem netten Strassencafé. Lutscht die Frau an der Zitronenscheibe, denkt der Mann »Wenn Sie mich dabei anschaut, will sie«; spreizt der Mann beim Trinken den kleinen Finger ab, denkt die Frau »Verdammt, er ist schwul!« Das blöde Grosshirn ist immer dabei.

Und jetzt auch noch Viagra, das ist der völlig falsche Weg. Wir brauchen ein Medikament auf Zierfischbasis, das unseren Trieb auf eine jährliche Brunstzeit von Mitte Februar bis Ende März reduziert. So könnten wir den Sommer endlich geniessen ohne aus Eifersucht Geschlechtspartner erstechen zu müssen oder die lauen Nächte mit der Planung von Seitensprüngen zu vertrödeln. Auch das zeitraubende Onanieren fiele weg, so dass wir endlich wieder einmal eine Partie Schach spielen könnten. Schaden würde die Brunstpille nur Richard Gere und Pamela Anderson, für die sich ab Ende März natürlich niemand mehr interessieren würde, aber was kümmert uns Hollywood! Ich kenne sowieso tausende von Männern, die sich danach sehnen, Pamela Anderson anschauen zu können, ohne von unerfüllbaren Wünschen gefoltert zu werden. Also her mit dieser Zierfisch-Pille, aber subito, denn heute abend kommt mein Freund zum Essen, und zwar mit seiner Frau!

?

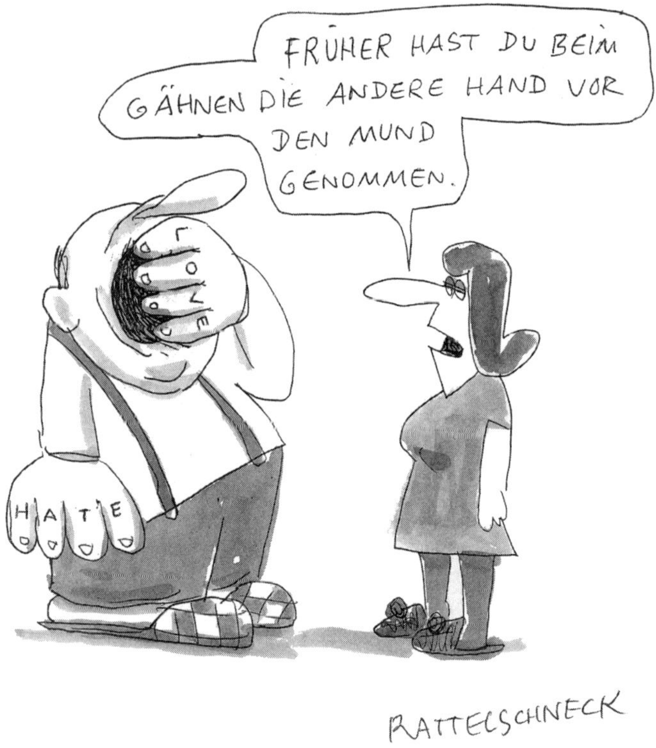
FRÜHER HAST DU BEIM GÄHNEN DIE ANDERE HAND VOR DEN MUND GENOMMEN.
LOVE
HATE
RATTELSCHNECK

An dieser Sache sind einfach zuviele Leute beteiligt!

Es gibt Schlimmeres als Sex, aber nur wenige Dinge sind noch altmodischer. Zum Beispiel braucht es zum Sex einen anderen Menschen! Das hat etwas Mittelalterliches, erinnert an düstere Lehmbauten, in denen Leute in übelriechenden Grossfamilien auf engstem Raum zusammenlebten, ständig umgeben von neugierigen Mitmenschen, die ihnen während einer Schädeltrepanation auf dem Marktplatz sogar ins Gehirn guckten. Diese sozial überhitzten Leute fanden es natürlich ganz normal, beim Sex zu zweit zu sein, aber der moderne Mensch lebt mindestens einmal in seinem Leben als Single in einer Einzimmerwohnung und zwar gern! Andere Menschen sind okay, aber der Fernseher funktioniert genaugenommen auch ohne sie. Viele von uns kommen bestens allein zurecht und schätzen die Gewissheit, dass das moderne Individuum, wenn es in der Fussgängerzone mit einem Infarkt zusammenbricht, von den anderen Individuen in Ruhe gelassen wird, nicht wie früher, als das ganze Quartier herbeirannte, um diese ekligen Mund-zu-Mund-Beatmungen durchzuführen. Es wäre alles wunderbar wie eine Fertigsuppe, aber dann überfällt einen dieser anachronistische Sextrieb, und als Single hat man natürlich keinen Mitmenschen zur Hand. Man kann onanieren, aber dabei kommt man sich einsam vor, so etwas Blödes!

Jeden Abend hetzt der Trieb Abertausende von mündigen Bürgern, die gewohnt sind, ihr Leben allein zu meistern, in die Elendsviertel des Aufrisses, in Kneipen und Szenebars, wo sie sich dazu erniedrigen, wildfremde Menschen »Bist du oft hier?« zu fragen.

Sex passt einfach nicht in unsere Zeit. Leute kennenlernen ist zwar eine sinnvolle Tätigkeit, aber nicht, wenn man muss. Ausserdem ist es gefährlich. Mein bester Freund war einmal auf Geschäftsreise in Neapel. Abends im Hotelzimmer plagte ihn natürlich der Trieb, denn der neapolitanische Smog wirkt aphrodisierend. Mein Freund zog durch die Bars, fand keine Frau, wurde stinkwütend und ass zur Beruhigung zwei Dutzend Austern, was zu einer viralen Hepatitis führte. Er kam glimpflich davon; hätte er eine Frau kennengelernt, hätte sie ihn nach fünf Jahren verlassen oder mit seinem besten Freund, also mit mir, betrogen oder ihm ein Leben lang irgendwelche Vorwürfe gemacht.

Durch das idiotische Naturgesetz, dass man zum Sex einen Partner braucht, ist wirklich schon viel Leid über die Menschheit gekommen! Leider sind wir dagegen relativ machtlos. Wenn auf der Verpackung von Tiefkühlpizzas stehen würde »Unsere Pizza schmeckt nur, wenn Sie sie zu zweit essen«, würden wir sofort eine empörte Konsumentengewerkschaft gründen, aber vor dem Sex, der uns genau das zumutet, müssen wir kuschen.

Stänkerer werden jetzt fragen: »Kennt der Herr Kritiker denn eine Alternative zum Zweier-Sex?« Das ist eine dumme Frage, denn man kennt ja auch keine Alternative zu Tiefkühlpizzas und regt sich trotzdem immer wieder darüber auf, dass der Teigboden zu dick ist. Es ist nun mal, wie es ist, aber ich werde nicht aufhören, an Vortragsabenden, in Talk-Shows und Aufriss-Lokalen einen zeitgemässen, singlekompatiblen Sex zu fordern und Aufkleber zu verteilen mit der volksnahen Parole »Sex zu zweit, das geht zu weit!«

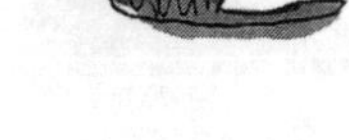

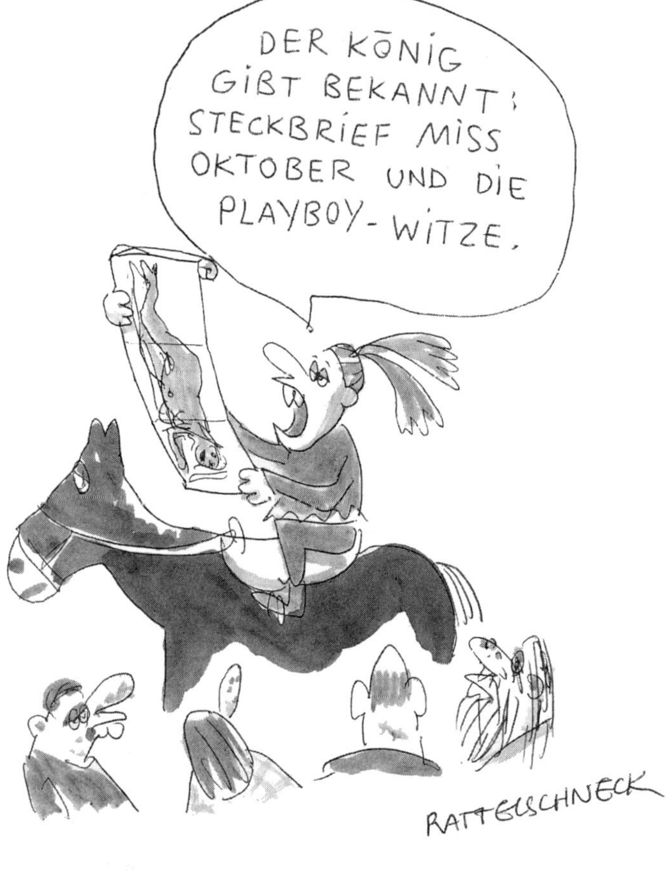
DER KÖNIG GIBT BEKANNT: STECKBRIEF MISS OKTOBER UND DIE PLAYBOY-WITZE.
RATTELSCHNECK

Muss man eigentlich alles tun, was man tun darf?

In der Zeitung las ich, dass Katholiken jetzt onanieren dürfen oder wahrscheinlich sogar müssen. Denn kein Geringerer als der Vatikan persönlich hat in der neusten Katechismus-Ausgabe die Weisung erlassen, dass Onanie fortan nicht mehr als Todsünde zu betrachten sei, sondern nur noch als lasslicher Fehlgriff in lauer Nacht. »Wer will«, sagt der Katechismus, »der darf.« Als gläubiger Katholik setzte ich mich natürlich sofort aufs Fahrrad. Während meiner Suche nach einem geeigneten Kiosk fiel mir auf, dass neunundneunzig Prozent der Kioskangestellten Frauen sind. Endlich fand ich einen winzigen Tabakladen mit ausschliesslich männlichem Personal. »Guten Tag«, sagte ich zum Verkäufer, »haben Sie schon den neuen Katechismus gelesen?« »*Penthouse* ist neu«, sagte er und nickte in Richtung eines Regals. »Es ist jetzt nämlich praktisch Pflicht«, sagte ich. Nachdem ich das Angebot des betreffenden Zeitschriftenregals studiert hatte, entschied ich mich für die deutsche Ausgabe des *Playboys*, und zwar aus zwei Gründen. »Erstens«, sagte ich zum Verkäufer, »ist dies ein renommiertes Blatt, in dem meines Wissens sogar Günter Grass schon publiziert hat. Und zweitens macht mir die Dame auf dem Titelblatt von allen den intelligentesten Eindruck.« »Es ist bestimmt eine Professorin«, murmelte der Verkäufer. »Und nun hätte ich noch gern die grösste Zeitung, die Sie haben. Es müssen ja«, sagte ich, »nicht alle Leute wissen, dass ich katholisch bin.« Er empfahl mir die ZEIT, die sich wirklich hervorragend dazu eignete, den *Playboy* hineinzustecken. Zu Hause erzeugte ich dann eine erotische Atmosphäre. Ich schlüpfte in mein hautenges Batman-Kostüm vom letzten Fastnachtsball, zündete Kerzen an und füllte zwei Gläser mit Champagner, eins für mich und eins für die Dame auf dem

Playboy-Titelblatt. »Auf dich und mich«, flüsterte ich, schaute ihr tief in die leicht retouchierten Augen und empfand einen ersten Anflug von Leidenschaft. Sozusagen begann der neue Katechismus bei mir zu wirken. »Du machst ein Tier aus mir«, knurrte ich. Dann leerte ich mein Glas in einem Zug und warf es nach Kosakenart an die Wand! Mein Atem ging heftig wie der eines hyperventilierenden Unfallopfers! »Komm her«, flüsterte ich, »ich will dich entblättern.« Willig liess sie es geschehen! Mit zunehmend heisseren Ohren blätterte und blätterte ich, bis ich auf Seite 93 las, dass sie Monica hiess. Das enttäuschte mich, denn ich hatte sie für origineller gehalten. Ausserdem sagte sie: »Männer sind wie Scheibenwischer: Einmal hin, einmal her. Auch wenn es gar nicht regnet!« Mich fröstelte. Aber weil es sexuell zwischen uns so gut klappte, wollte ich Monica noch eine Chance geben. Ich legte den *Playboy* im Schlafzimmer auf mein Kopfkissen, schälte mich vor Monicas Augen aufreizend langsam aus meinem Batman-Bodysuit und wollte dann ein bisschen kuscheln. Aber auf Seite 94 sagte Monica: »Er muss gross sein. Und schlank. Ein Mann muss mich beschützen können. Wie Odysseus seine Mona Lisa.« Ja Himmelherrgott! Ich sprang aus dem Bett, rief den Erzbischof an und sagte: »Vergeben Sie mir, Hochwürden, aber so kann man einfach nicht onanieren!«

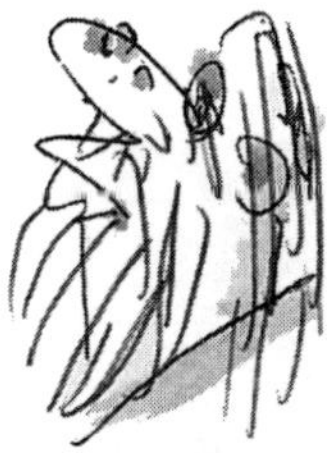

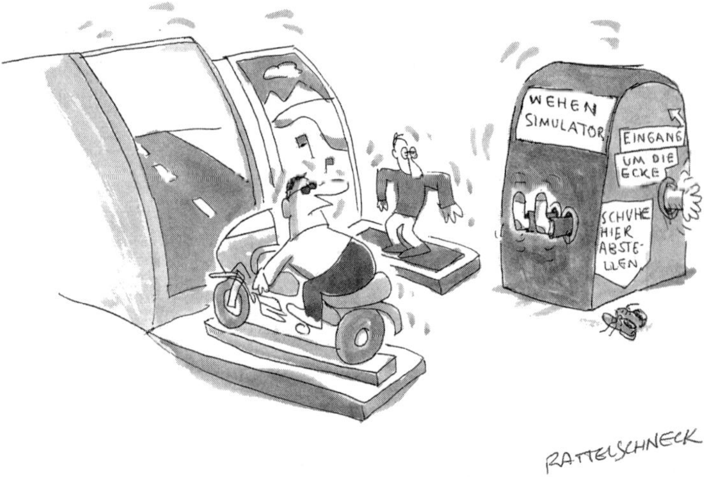
WEHEN SIMULATOR
EINGANG UM DIE ECKE
SCHUHE HIER ABSTELLEN
RATTELSCHNECK

Das schönste Erlebnis im Leben eines Mackers!

Herbert ist im siebten Monat. Das kann bei Männern wie ihm vorkommen. Er nennt sich Hörbi, weil das jünger klingt, und er sagt gern: »Ich wähle immer noch die Grünen, auch wenn das nicht mehr Mode ist!« Folglich ist er - gerade weil das bei Männern noch nie so richtig Mode war - schwanger, und zwar aus Solidarität. »Ich möchte Sybille«, sagt er, »mit dieser Erfahrung nicht allein lassen.«
Vor zwei Wochen hat er in Nigeria einen Kurs für geschlechtsunabhängiges Gebären besucht. Warum Nigeria? Wegen der Nbuna! »Die Nbuna-Männer«, sagt Hörbi, »erleben die Schwangerschaft ihrer Frauen emotional so stark, dass sie sogar Brüste kriegen!« Die hatte Hörbi allerdings

schon immer, denn er ist ein schlechter Kalorienverwerter. »Unser Kursleiter«, sagt Hörbi, »kam aus Los Angeles, Computerspezialist. Der Mann hat sozusagen schon vier Kinder auf die Welt gebracht, aber sein Bauch ist immer noch straff und muskulös wie der eines Zwanzigjährigen!« Das kommt vom Rückbildungsturnen! Hörbi weiss: »Viele Männer lassen sich nach der Geburt gehen, schaufeln fette Würste in sich hinein und verlieren die Passform.« Dagegen hilft, wie gesagt, konsequentes Rückbildungsturnen.

»Aber noch ist es ja nicht soweit«, sagt Hörbi. Auf Rat seines Männerarztes übt er zur Zeit das richtige Atmen. »Wenn bei Sybille die Wehen einsetzen«, sagt er, »ist es ganz wichtig, dass ich als Mann nicht hastig und oberflächlich atme.« Vielmehr müsse er ruhig und tief atmen, sonst werde ihm womöglich übel. »Und eine Spritze will ich auf gar keinen Fall!« Das steht für Hörbi fest. Er möchte die Geburt bei vollem Bewusstsein miterleben, »auch wenn die Schmerzen wahrscheinlich unerträglich sind.« Wird er sich einen Knebel zwischen die Zähne stecken und kräftig draufbeissen? »Nein«, sagt Hörbi, »das wäre Sybille gegenüber unfair. Wenn sie vor Schmerz schreit, werde ich auch schreien!« Dieses gemeinsame Schreien haben sie geübt, das wird klappen, da sind sich die Nachbarn sicher.

Und natürlich wird es eine Haus- und Wassergeburt! »Wir haben uns eine extrabreite Badewanne gekauft«, sagt Hörbi, »damit das Kind nach der Geburt Platz zum Schwimmen hat.« Und wie soll der Fisch heissen? »Max«, da gibt es für Hörbi keinen Zweifel. Und woher weiss er, dass es kein Mädchen ist? »Das spürt man«, sagt Hörbi und streichelt liebevoll seinen Bauch. »An den Bewegungen im Mutterleib«, ergänzt er. Und wenn man will, darf man jetzt einmal die Hand auf Hörbis Bauch legen. Man spürt eine Art Blubbern in seinem Darm. Wahrscheinlich hat er Bohnen oder sonst ein blähendes Gemüse gegessen. »Nur Buben strampeln so heftig«, kann Hörbi noch flüstern, bevor er hörbar furzen muss. »Entschuldige«, sagt er, »das ist die Aufregung!«

Wenn sein Männerarzt richtig gerechnet hat, ist es am 10. Mai soweit! »Sybille hat schon aufgehört zu arbeiten«, sagt Hörbi, »geht einkaufen, damit ich nicht mehr schwer tragen muss, kümmert sich um die Wäsche, massiert mir den Rükken! Sie ist einfach total lieb!« Sie akzeptiere auch völlig, sagt Hörbi, dass er sexuell jetzt nicht so in Stimmung sei.

»Leider hat nicht jeder Mann«, seufzt er, »eine so verständnisvolle Frau!«

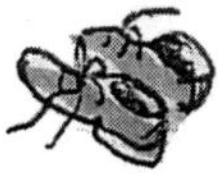

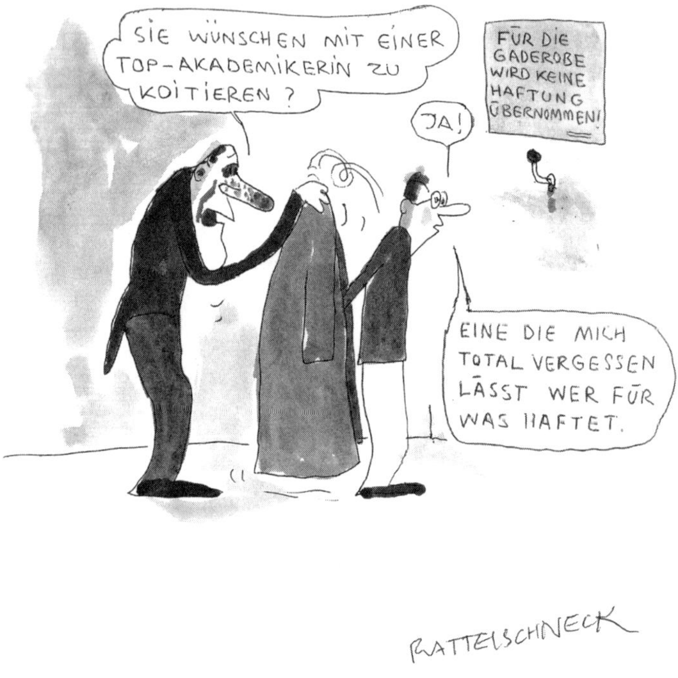
SIE WÜNSCHEN MIT EINER TOP-AKADEMIKERIN ZU KOITIEREN ?
JA!
EINE DIE MICH TOTAL VERGESSEN LÄSST WER FÜR WAS HAFTET.
FÜR DIE GADEROBE WIRD KEINE HAFTUNG ÜBERNOMMEN!
RATTELSCHNECK

Ich habe das jetzt auch einmal ausprobiert!

Das Private, und das finde ich das Schöne an unserer Epoche, ist öffentlich. Deshalb möchte ich hier ganz privat über mein bizarres sexuelles Erlebnis berichten. An einem regnerischen Tag las ich in der Zeitung, dass jeder achte Mann einmal pro Jahr ins Bordell geht, jeder vierte sogar täglich und nur jeder fünfzigste nie. Da fragte ich mich, warum ich eigentlich immer der fünfzigste sein muss! »Du bist für eine Prostituierte sicher keine grössere Zumutung als jeder vierte Mann«, sagte ich mir und beschloss, wenigstens einmal in meinem Leben etwas statistisch Relevantes zu tun.

Zum Glück gab es in derselben Zeitung geeignete Kleininserate. »Sandra, vollb., verwöhnt den gepflegten Geschäftsherrn in u. Atmosphäre.« Das war mir zu formell: Im Bett trage ich nicht gern Krawatte. Ausserdem konnte das *u.* vor *Atmosphäre* alles Mögliche bedeuten, zum Beispiel unerträglich oder unterkühlt.

»Sex wie bei der Geliebten«, stand im nächsten Inserat, »Schmusen, Küssen, alle Kreditkarten.« Aber Schmusen wollte ich ja gerade nicht, dafür habe ich mein Meerschweinchen, das mich auch nicht dauernd nach meiner Kreditkartennummer fragt.

Endlich fand ich nach »Lady Olga, Sanitäterin ohne Tabus« und »NS, SM, und neu APK mit Feuerwerkskörpern« ein winziges Inserat, in dem nur stand: »Seriös. Damen mit Universitätsabschluss.«

Das überzeugte mich total! Denn in entscheidenden Momenten seines Lebens vertraut man sein Schicksal am liebsten gut ausgebildeten Personen an, zum Beispiel dem Chirurgen oder in meinem Fall eben diesen Top-Akademikerinnen.

Ich notierte mir die Adresse, fuhr los und wurde

im besagten Haus von einem graumelierten Butler empfangen.
»Was kann ich für Sie tun?« fragte er und half mir aus dem Mantel.
»Damen mit Universitätsabschluss«, flüsterte ich.
Der Butler nickte und führte mich in einen mit griechischen Statuen verzierten Salon. Dort sass in einem englischen Ohrensessel eine elegante ältere Dame, die versonnen ins Kaminfeuer blickte. Der Butler räusperte sich und rief: »Gnädige Frau, hier ist ein Herr, der koitieren möchte!« Er beugte seinen Kopf zu mir und fragte leise: »Sie verzeihen doch den Ausdruck?« »Es gibt Schlimmere«, flüsterte ich. »Ja, zum Beispiel *beiwohnen*«, sagte der Butler todernst.
In diesem Moment klopfte die Dame, eventuell eine Baronin, mit dem Gehstock zweimal aufs Parkett. Der Butler eilte zu ihr, dann wieder zu mir. »Die gnädige Frau«, sagte er, »fühlt sich geehrt durch Ihr Interesse an unseren Absolventinnen und lässt fragen, ob Sie den Koitus im Stehen

oder lieber im Sitzen ausüben möchten.« »Ich habe mir«, sagte ich, »eigentlich eher etwas im Liegen vorgestellt.« Der Butler nickte, begab sich zur Baronin und rief ihr ins Ohr: »Der Gentleman bittet darum, im Liegen verkehren zu dürfen!« »Wo will er verkehren?« krähte die Baronin. »Im Liegen!« schrie der Butler. »Ach so, dort!« sagte die Baronin und nickte ein.
Seither halte ich jeden vierten Mann, den ich auf der Strasse sehe, für einen Angeber.

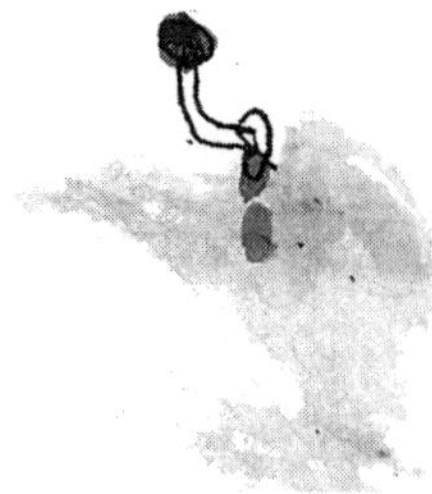

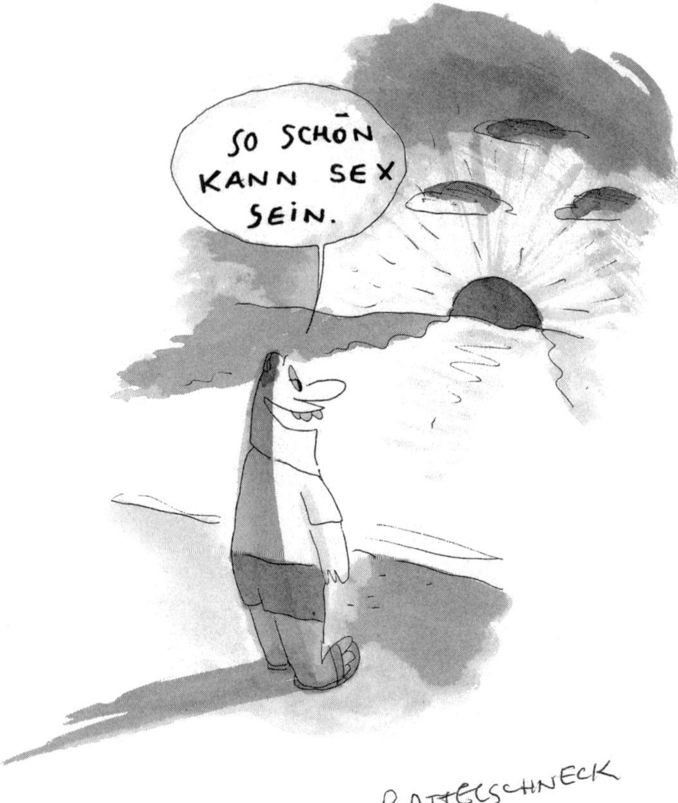
SO SCHÖN KANN SEX SEIN.
RATTELSCHNECK

Reden ist die zweitschönste Sache auf der Welt

»War‘s schön für dich?«

»Mmhh.«

»Richtig schön?«

»Sehr, Schatz.«

»Und wie sehr genau?«

»Wie ein… dreiwöchiger Badeurlaub auf den Seychellen!«

»Das sagst du jetzt nur mir zuliebe!«

»Überhaupt nicht, Ehrenwort!«

»Wann warst du denn auf den Seychellen?«

»Eigentlich war ich noch nie dort, aber ich habe Prospekte gesehen: Es ist wunderschön.«

»Prospekte? Aber dann war es für dich ja gar nicht so schön wie dreiwöchige Badeferien auf den Seychellen, sondern nur wie Fotos von den Seychellen!«

»Die Seychellen waren vielleicht ein schlechtes Beispiel, Schatz, aber glaub mir: die Badeferien stimmen!«

»Badeferien wo genau?«

»Kreta, dort war ich schon dreimal, ich schwör's!«

»Es war für dich also so schön wie ein dreiwöchiger Badeurlaub auf Kreta?«

»Ja Schatz, ja!«

»Dann sag mir doch gleich, dass du mich im Bett langweilig findest!«

»Aber warum denn? Du bist super!«

»Das soll ich dir glauben? Kreta ist doch zum Gähnen! Massentourismus, Bockwürste, alles so gewöhnlich!«

»Ich finde Kreta total erotisch, Liebling. Das Meer, die Luft, die in den Olivenbäumen herumflüstert - alles auf Kreta ist wie du!«

»Ehrlich?«

»Ehrlich, Schatz.«

»Für mich war es eben viel schöner als Kreta, und deshalb war ich ein bisschen verletzt.«

»Das verstehe ich doch.«
»Für mich war es wirklich wahnsinnig schön.«
»Das freut mich, Schatz.«
»Interessiert es dich gar nicht, wie schön genau es für mich war?«
»Doch! Bitte sag es mir!«
»Also, für mich war es so toll wie damals, als ich im Lotto einen Vierer hatte. Das ist wahr, Liebling.«
»Vierer? Habe ich das richtig verstanden?«
»Es war ein so schöner Moment!«
»Aber wenn es für dich nur so schön war wie ein Vierer im Lotto, hat es dir doch überhaupt nichts gebracht!«
»32 Franken sind nicht nichts, Liebling.«
»Aber du warst so...laut, so wild, eben wie wenn man einen Sechser hat. War das denn alles nur Show?«
»Oh nein, Liebling, ich war völlig weg, vorbei, Exitus!«
»Wie bei deinem mickrigen Lottogewinn damals...«

»Genau!«

»Gut, wie du willst. Aber dann war es für mich nur noch so schön wie eine einzige Badewoche am Bodensee!«

»Zwei Wochen Bodensee, und ich bin einverstanden.«

»Aber nur, wenn es für dich mindestens so schön war wie ein Fünfer.

Abgemacht?«

»Handschlag, Schatz. Für mich war es so schön wie ein Fünfer im Lotto.«

»Und für mich, Liebling, wie zwei Wochen Badeferien am

Bodensee.«

»Dann hätten wir das ja erledigt. Wer macht das Licht aus?«

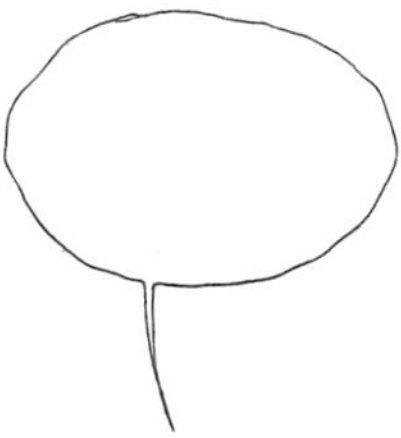

Linus Reichlin, 1957 geboren, ist praktizierender Computerspielfan und bekennender Kindsvater. Er lebt in Zürich, www.stage.ch/moskito. Er war Werbetexter (Spezialgebiet Badezubehör für Kleinkinder), dann Schmuckdesigner. Seit 1986 Journalist. Er gehört zur Speerspitze der mehr oder minder deutschsprachigen Kolumnistenavantgarde, wäre aber genauso gern Programmierer von Computerspielen. Seine literarischen Vorbilder sind die Level-Designer der Ballspiele *Unreal* und *Half Life*, 1992 Zürcher Journalistenpreis, 1996 Ben-Witter-Preis der *Zeit*.

Die hier versammelten Kolumnen sind in der *Zeit* und in der *Weltwoche* erschienen.

Die Deutsche Bibliothek - CIP-Einheitsaufnahme

Reichlin, Linus:
Kampf dem Orgasmus! / Linus Reichlin. - Frankfurt am Main :
Eichborn, 1999
ISBN 3-8218-3557-5

Umschlaggestaltung: Moni Port
unter Verwendung eines Fotos von André Pol und
Illustrationen von Rattelschneck
Lektorat: Wolfgang Hörner
Druck und Bindung: Fuldaer Verlagsanstalt, Fulda

ISBN 3-8218-3557-5

Verlagsverzeichnis schickt gern:
Eichborn Verlag, Kaiserstr. 66, D-60329 Frankfurt
www.eichborn.de